ヴィーガン探訪

肉も魚もハチミツも食べない生き方

森 映子

角川新書

はじめに

大豆ミート、卵を使わないマヨネーズ、牛乳不使用のチーズやスイーツ――。ここ2～3年で、肉や魚、卵や牛乳など動物性食材を使わない「プラントベース」「ヴィーガン○○」と呼ばれる新食品が次々と販売され、「ヴィーガン」や「ベジタリアン」向けのメニューを提供する店舗も増えている。

私が初めて「ヴィーガン」という言葉を耳にしたのは、2000年代初め。アメリカ人の映画監督を東京でインタビューしたときだった。一緒に来日したガールフレンドがヴィーガンで、ハンバーガーなど肉類は食べないライフスタイルと聞いた。そのときは「そうなんだ、そういう主義なんだ」と思っただけで、特に関心もわかなかった。

それから数年を経て私は結婚後、黒と茶色のサビ猫リラ（21年に死亡）、ミケ猫のチョコ、茶トラのクルミの3匹の保護猫を飼い始めた。3匹はそれぞれ元野良猫から生まれたと推定され、動物保護団体やボランティアの方々によって保護された後、私たち夫婦を里親として譲渡された。個性的で甘えん坊の「娘」たちは、いつも私に「かまって～」「遊んで～」とニャアニャア、ゴロゴロすり寄ってくる。私は愛猫のふわふわの毛や温かい体に触れて日々癒《い》やされ、同時に彼らの柔軟性、優れた跳躍力や嗅覚《きゆうかく》などの能力に驚嘆した。

3匹と暮らすようになり、私は犬猫の殺処分、繁殖・販売における劣悪な飼育などペットを巡る問題に関心を向けるようになった。そのうちにペット問題にとどまらず、教育機関の実習に使われたり、薬や治療法の開発研究に使われたりしている実験動物の存在も知り、休日に自腹で各地に取材に出掛け、2019年には単行本『犬が殺される』（同時代社）を出すこともできた。

食べる対象である畜産動物、衣服の毛皮利用などについての取材も細々と続けていた。特に畜産動物については、卵を産む鶏のケージ飼いや牛のつなぎ飼い、母豚が檻《おり》に閉じ込められていること、管理しやすいという理由で動物の尾っぽを切ったり、麻酔なしで角を除いたりする方法など、現場では当たり前かもしれないが、集約型畜産の残酷な側面に衝撃を受けた。一方、そのような飼い方を見直し、動物本来の行動欲求が満たされ、健康で幸せになるよう飼育環境を整える「アニマルウェルフェア（動物福祉）」に取り組む農場も取材した。

取材を通して知り合った動物保護団体関係者の中には、動物性食品を一切食べないヴィーガンが何人かいた。彼女彼らと食事をするときは、肉、魚はもちろん、牛乳や卵も出さないヴィーガン対応の飲食店に行くのが普通になった。

そうした機会を通じて、ヴィーガンについて何となく理解するようになっていった。

「ヴィーガンというのは、肉や魚そのものだけでなく、動物由来のだし、スープや蜂蜜《はちみつ》も口にしない厳格な生き方なんだな。肉や魚は食べないけれど、乳製品や卵は摂取するベジタリアンとは違うんだな。でも、食べ物が限られるのではないか？」

私の身の周りだけにとどまらず、19年ごろになると、植物性食品を店頭でたくさん見かけるようになった。ヴィーガンの食事会や大豆ミート商品についての取材も折に触れて行い、記事にしてきた。

プラントベース（植物性食品）の食材が増えている背景の一つには、畜産業による地球環境への負荷、人口増加による食料危機がある。牛肉や豚肉などを生産するために、豆・穀類など多くの飼料と水などのエネルギーが費やされている。

また、牛など畜産動物のげっぷで出るメタン、ふん尿《にょう》処理などで排出される温室効果ガスは地球温暖化の原因の一つだ。このため世界的に肉類の消費を控え、より環境負荷の少ない植物性食品を食べようという動きが広がっている。

プラントベースが増えているもう一つの大きな側面は、動物を殺して食べることへの忌避、大量の動物を畜舎に閉じ込めて飼育する「工場畜産」と呼ばれる集約的な生産方式に対する問題意識である。

私は、この世界的な潮流と日本における動きを取材するタイミングが今ではないかと思っていた。

21年に、自分が追っていたアニマルウェルフェアの国際基準を巡り、元農林水産大臣が大手鶏卵会社の元代表から現金供与を受けていた汚職事件が起きた。これを機にアニマルウェルフェアという言葉が広がり、卵を産む雌の鶏の飼育実態についても報道が増えた。

さらに、動物は財産や資源として扱われない権利を有し、人間はそれを認める道徳的義務があるという「動物の権利」という考え方も少しずつ知られるようになった。

気候変動、アニマルウェルフェア、健康、動物の権利など、多様な要素がヴィーガンに含まれているのではないか――こうした問いを抱いた私は、ヴィーガンやアニマルウェルフェアなどに関わる人々に取材することを始めた。

第一章では、ヴィーガンとは何か、その世界的潮流を解説し、第二章では、プラントベース商品を開発する企業、動物の細胞から作る培養「ステーキ」を研究中の大学教授、ヴィーガン飲食店の経営者へのインタビューを紹介する。第三章では、大学在学中にヴィーガンのレシピサイトを立ち上げた若手起業家、プラントベースを選んだアスリートら4人にヴィーガンになった理由を聴き、その生き様に迫った。第四章では採卵鶏のケージ飼い農場で発覚したこと、放牧や平飼いを実践している農場を取材した。第五章では、豚の放牧でアニマルウェルフェアを実践している農場の様子と、豚の扱いを巡る問題を追った。第六章では、鶏卵汚職事件が起きた背景と裁判について報告する。第七章では、ヴィーガンと栄養について専門家に取材した。

私はこの約2年間でヴィーガンという未知の森に入り、多くの出会いと発見をした。多様な観点で当事者や専門家に取材し、そのたびに感じたこと、考えたことを率直につづった。

この本を手に取った方が、私と一緒に深淵《しんえん》なる世界を探検して下さると幸いである。

目次

はじめに　3

本書に登場する人物の所属、役職名、商品名、調査の数字などは、原則として取材時点のものである。また、特に記載のない写真は著者が撮影した。

図版作成　小林美和子　／　DTP　オノ・エーワン

第一章

ヴィーガンとは？

ナタリー・ポートマン、ビリー・アイリッシュなども公言

動物性食材を一切食べない「ヴィーガン」。日本では自らヴィーガンだと明らかにする著名人は少ないように感じるが、海外では公言している人はけっこういる。

ロックバンド「クイーン」のギタリストであるブライアン・メイは動物保護活動に熱心で、2020年から食事をプラントベースに切り替えたと公言した。「ブラック・スワン」でアメリカのアカデミー主演女優賞に輝いた俳優ナタリー・ポートマンはYouTubeでヴィーガン料理を披露したり、畜産動物の集約的な飼い方「工場畜産」は残酷であり、環境破壊につながると説いたりしている。

20年にアメリカのグラミー賞5部門を受賞したシンガーソングライターのビリー・アイリッシュもヴィーガンの1人だ。アメリカの女性向けライフスタイルのサイト「PureWow」で次のように語っている。

「動物を愛しているからヴィーガンになった。動物は自由に生きるべきだ」

彼女彼らは、ヴィーガンが掲げる理念を社会に伝えていくことにも積極的だ。

特に俳優ホアキン・フェニックスは環境保護と、動物の権利のために精力的に活動している。動物の権利とは、動物には固有の価値があり尊重される存在であり、苦痛を与えたり、殺したりするべきではないとする哲学理論のことだ。動物実験を告発する動画のナレーショ

ンや、畜産動物の生き生きとした姿をとらえたドキュメンタリー映画「GUNDA（グンダ）」（2020年）のエグゼクティブ・プロデューサーを務めたりもしている。

彼は20年2月、映画「ジョーカー」でアカデミー主演男優賞を受賞したが、そのときのスピーチで次のように語っている。少し長いが引用したい。

今直面している問題とは、一つの国、民族、人種、ジェンダー、あるいは一つの種が他を支配し、使用し、搾取しているにもかかわらず、まったく罪に問われないことです。私たちは自然界とのつながりをますます失いつつある。それは人間が宇宙の中心である、という自己中心的な考え方に原因があります。私たちは自然界に足を踏み入れ、その資源を奪っています。牛を人工的に交配させ、母牛から子牛を引き離し、母乳を取って自分のコーヒーやシリアルに入れている。

私たちは、何かを我慢しあきらめて個人的に変化することを怖れています。しかしながら人類は発明家であり、創造力があり才能にあふれている。私たちの愛と情熱で、今のシステムを感覚ある生き物と環境にとって有益なものに変えることができるのです。

（YouTube「Joaquin Phoenix wins Best Actor|92nd Oscars（2020）」より。著者翻訳）

私はこのスピーチをYouTubeで見た。乳牛を例に、動物の権利を含めた強いメッセージを世界に向けて、しかも生放送で語ったことに驚いた。「人間中心主義を止めるべきだ」というホアキンの信念と勇気が伝わってきた。

それを受けとめるアメリカという国の社会的風土と、議論を避けたがる日本との違いも大きいのだろう。日本では、芸能人で自分の主義主張を公言している人は少ないように感じる。社会的に議論が巻き起こるような考えを表明すると、SNSで誹謗《ひぼう》中傷されたり、テレビ番組やCMなどのスポンサー企業から敬遠されたという事例も耳にする。ヴィーガンに限らず社会情勢や政治についてまじめに考え、活動している芸能人もいるが、口に出すことを封じ込めるような風潮はおかしいと思う。

紀元前から菜食の生活はあった

そもそもヴィーガンやベジタリアンという概念はいつ生まれたのだろうか。

ベジタリアンやヴィーガンに詳しいNPO法人日本ベジタリアン協会（大阪市）の垣本充《かきもとみつる》代表理事が監修した『21世紀のライフスタイル「VEGETARIAN-ism（ベジタリアニズム）」』（フードジャーナル社）には次のように説明されている。

ベジタリアニズムのルーツはインドと言われる。宗教上の戒律から肉食を忌避することは、紀元前7世紀頃からインドで行われていた。（中略）肉食禁止の思想は、紀元前7〜5世紀にインドで栄えた仏教やジャイナ教が動物の殺生を禁じる教えを広め、それがヒンドゥー教に影響を与えたようである。（中略）6世紀の初め達磨によって中国で禅宗が開かれ、精神修養の手段として菜食思想が取り入れられた。その仏教思想が日本にも伝わり、菜食は精進料理という形式で現存している。

一方、西洋では紀元前5世紀頃、古代ギリシア時代に、ベジタリアニズムが流布されていたという。（中略）生け贄にされる動物への生命尊重から生まれたものである。古代ギリシアの著名な数学者であり哲学者でもあるピタゴラスは西洋史上最初のベジタリアンであると言われる。彼は生命の尊厳から自ら菜食を行っただけでなく、彼の弟子たちとともにベジタリアン集落を設立し、倫理的思想に基づいた菜食による共同生活を実践した。

（垣本充監修『21世紀のライフスタイル「ベジタリアニズム」』）

紀元前から菜食主義の「ベジタリアニズム」という概念はあり、インドでは動物性食材を一切取らない食生活もあったようだ。

紀元前から菜食主義の食生活をする人々がいたということだが、その中には乳卵も取らないヴィーガン的な人も存在していたと考えられるのだろうか。その点について、垣本氏にメールで質問したところ、次のように返事をくれた。

「インドでは、ジャイナ教や仏教が教義のアヒンサ（殺生禁断）により生き物を殺すことを禁じていたとされます。ジャイナ教は、血をイメージするトマトなども食べないヴィーガンですが、後にアヒンサを教義にしたヒンドゥー教は乳菜食の人が多いので、ヴィーガンと乳菜食の両者が存在したと思われます」

動物性食材を食べない集団の背景には宗教的な理由があったということか。ヴィーガンの長い歴史に触れた気がした。

時代は大きく下って1847年、イギリスベジタリアン協会が設立され、ベジタリアンという言葉が生まれた。その語源はラテン語のVegetus（ベゲトゥス）で、「心身共に健康で生き生きしている」を意味する。

それから約1世紀後の1944年、イギリスベジタリアン協会会員の中で乳や卵を食べず植物性食品のみ摂取する人が集まり、イギリスヴィーガン協会が設立された。同協会のサイトによると、ヴィーガンという言葉は設立者の1人であるドナルド・ワトソンらによる造語で、「食べ物、製品、仕事、狩猟、実験などにおいて、人間による動物の搾取に終止符を打つこと」などと説明している。

またイギリスの動きに影響を受けて60年に発足したアメリカヴィーガン協会は、ヴィーガンの定義を以下のように解説している。

世界を変えることができる生活スタイルである。多様な野菜、漂白していない穀物、果物、ナッツ、種などを食べ、動物は友達だから食べない。魚、鶏、牛やヤギの乳、卵、蜂蜜の他、動物由来のゼラチン・スープのもと・ラードは食べない。

衣服に関しては、皮革やウールは食肉処理後の副産物ではなく、動物を殺すビジネスの一部なので着用しない。化粧品、洗浄剤は植物由来だけのものを選ぶ。このようにヴィーガンの倫理とは、生活、スポーツ、娯楽において動物虐待につながるものを避けることである。

畜産業は広大な土地が必要で、ふん尿による水質汚染を引き起こすなど環境破壊の最大要因であり、飼料用の穀物とエネルギーを膨大に消費する。動物ではなく植物由来の食べ物を食べるほうが急激に増え続ける人口問題の解決に役立ち、環境にも良い。ヴィーガンは心も体も健康にして、建設的で有益な影響を周囲に与える。

（アメリカヴィーガン協会のサイトより、著者翻訳）

これによればヴィーガンの定義は非常に厳格だ。私も含め一般的には何となく「肉を食べない主義」というくらいのイメージかもしれないが、実際には、蜂蜜もだめだし、だし汁も動物由来のものは使わない。食べ物だけでなく、皮革や羽毛を使った衣服や靴は着用しない、動物実験が行われた化粧品や生活用品などはできるだけ使わないなど、個人として動物性のものを排除する努力をしようと掲げている。

このルールに基づくと、ヴィーガンにとって日本食の料理店で食事をするのは難しい。料理にかつおだしなどの魚介類を使うことが多いからだ。

私は京都出身で、幼いころからだしをベースにした料理に親しんできた。母親はさまざまな産地のコンブ、かつお節、シイタケなどで作られた和風だしのティーバッグを愛用しており、東京に住む私にも送ってくれる。ヴィーガンとして生きるのは一筋縄ではいかなさそうだ。

これまでの自分自身の経験をふり返ると、ヴィーガンの人と一緒に食事をするときは、まずベジタリアン、ヴィーガンの飲食店や、インド料理店など野菜類だけのヴィーガン・ベジタリアン対応メニューがある所を探す。それでも適当な店がない場合は、そば・うどん店、またはイタリア料理店に入り、山菜そば、きつねうどん、動物性食材が入っていないパスタなど、できるだけ肉類が含まれない料理を注文する。

あるヴィーガンの友人は、日本食の基本であるかつおだしについては「それしかない場合は妥協してますね」と打ち明けてくれた。

衣服に関しては、私自身２０１０年代から動物関連の取材をする中で、毛皮（リアルファー）や羽毛の使用について問題意識を抱くようになった。毛皮や羽毛を得るために世界各地でミンク、キツネ、タヌキ、アンゴラウサギ、アヒル、ガチョウ、ワニなどが繁殖され、残酷なやり方で毛皮や羽毛がはがされていることを知ったからだ。動物権利団体が暴露した動画や写真を見てショックを受け、日本のいくつかのアパレルに取材したこともある。

そうした問題意識は世界でも急速に広がり、10年代半ばごろからアルマーニ、グッチなどの高級ブランドが次々と毛皮使用を止めると宣言。一方で、当時、日本のアパレルの広報担当者に「毛皮を止める予定はありますか」と質問すると、その問題意識が薄かったり、何も答えなかったりすることが大半だった。

それが10年代後半から様子が変わった。ユニクロなどを運営するファーストリテイリングは18年から、三陽商会は19年からリアルファー使用を禁止したと発表したのだ。この背景には、国連の持続可能な開発目標（ＳＤＧｓ）に取り組む企業が増える中、技術の発達により上質で耐久性の高い化学繊維のエコファーで代用できるようになったことがある。

こうした取材経緯があったため、前出のアメリカヴィーガン協会の定義を読んで個人的には大きな驚きはなかったが、ヴィーガンの概略を知ることができた。同時に改めて「かなり高い倫理性を求められるものだなぁ」とも感じた。

ヴィーガンとベジタリアンは何が違う?

ところでヴィーガンとベジタリアンの違いは何だろうか。ベジタリアンとヴィーガンのタイプを表に掲載する(表1)。

私の知人のヴィーガンたちは、畜産・実験・展示動物などの動物の権利の擁護活動をしている人が多い。そのためか、この分類でいうとエシカルヴィーガンがほとんどだ。また取材で知り合った人の中にダイエタリーヴィーガンはいたが、フルータリアンに出会ったことはない。フルータリアンに関していえば、果物とナッツだけで毎日過ごすのは満足感に欠けそうだし、栄養的な偏りも気になる。一生続けるのは非常に厳しいのではと想像する。

ところでヴィーガンでもベジタリアンでもないが、今世界では「フレキシタリアン」と呼ばれる人たちが増えつつあるという。フレキシタリアンとは、英語の「フレキシブル」とベジタリアンを合わせた言葉で、1990年に米国人のジャーナリストが発案した。

●さまざまなヴィーガンのタイプ

エシカルヴィーガン	食事だけでなく、化粧品、衣服など生活全般で植物性の物を使い、毛皮、ダウン、皮革、ウール、シルクなどの製品も使わない。
ダイエタリーヴィーガン	動物性食品は一切摂らないが、衣類などについては植物性にこだわらない。
フルータリアン	植物が収穫後に死滅しないように、果物やナッツ類だけを食べる。根菜、葉野菜などは摂らない。
オリエンタルヴィーガン	台湾に多い。仏教の思想に基づき、ネギ類、ニラ類、ニンニク、ラッキョウなど「五くん」と呼ばれる匂いの強い植物は食べない。

●さまざまなベジタリアンのタイプ

ラクト・ベジタリアン	植物性食品と牛乳と乳製品（チーズ、ヨーグルトなど）は食べる。
ラクト・オボ・ベジタリアン	植物性食品と乳・卵類を食べる。欧米のベジタリアンの大半がこのタイプ。
ペスコ・ベジタリアン	植物性食品と乳、卵、魚を食べる。このタイプには植物性食品と魚は食べるが、乳、卵は食べない人もいる。
ポーヨー・ベジタリアン	植物性食品と乳、卵、魚、鶏肉を食べるが、赤肉は食べない。

表1　さまざまなヴィーガンとベジタリアンのタイプ（『完全菜食があなたと地球を救う　ヴィーガン』〈垣本充、大谷ゆみこ著、KKロングセラーズ〉をもとに著者作成）

フレキシタリアンとは、「植物由来の食品を中心にしたいが、完全に動物性食品を省きたくない」という人に合う柔軟な食スタイルのこと。何をどれくらい食べるべきという決まりはなく、野菜、果物、豆類、全粒穀物を中心にできるだけ複雑に加工されていない自然食品を食べて、砂糖や菓子を控え、肉など動物性食品は時々取り入れる。

（「Healthline」、著者翻訳）

国際調査グループYouGov（ロンドン本部）が発表している白書「未来の食はフレキシタリアンか」は、フレキシタリアンの増加を次のように分析する。

「肉を食べる英国人の14％が自分について、肉をたまにしか食べないフレキシタリアンとして認識している。これはベジタリアンとペスカタリアン（ペスコ・ベジタリアン）とヴィーガンを合計した数の2倍に当たる」

肉魚や乳卵、蜂蜜まで毎日3食、動物性食材をすべて排除する食生活を一生続けるのは非常に難しいため、海外では、現実的な道としてフレキシタリアンが増えているのだろう。

ヴィーガンはどのくらいいるの？

さて、ヴィーガンはどのくらいいるのだろうか。まず世界の状況を見てみよう。英国の製品比較のサイト「Ｆｉｎｄｅｒ」（22年1月）は以下のように説明する。

ベジタリアン、ヴィーガンが多い英国では、人口14％に相当する成人約７２０万人が肉を食べない生活をしている。この14％のうち、ベジタリアン（肉や魚は食べないが、卵や乳製品は取る）は約6％、ペスカタリアン（肉は食べないが、魚、卵、乳製品は取る）が約5％。ヴィーガンは約3％の約１６０万人で急増している。

（https://www.finder.com/uk/uk-diet-trends より。著者翻訳）

ドイツヴィーガン協会の16年調査では、人口８３００万人の1・5％に当たる１３０万人がヴィーガンという（日本貿易振興機構ロンドン事務所調べ、21年3月）。

日本の観光庁によると、ヴィーガンを含めた「ベジタリアン」の人口（18年）は、アジアが世界の79％を占める4億９５００万人。アフリカ（8％、４７００万人）、アメリカ（7％、４５００万人）、欧州（4％、２７００万人）などで計約6億３０００万人に上る。来日旅行者のベジタリアン比率（18年）は、インドが28％、台湾が14％、ドイツが10％、カナダが9％などとなっている。

アジアのヴィーガン率は8割も占めている。自分の取材の中で、1970～80年代に動物の権利論が大きく発展して以降、欧米を中心に動物実験に反対したり、アニマルウェルフェアを求めたりする運動が盛んになったことに注目していたばかりに、「ヴィーガンは欧米人に多い」という先入観があったように思う。

でもよく考えてみれば、ベジタリアンのルーツはインドにあり、仏教が菜食主義を中心とした教義を基に布教したこと、アジアには豆腐、納豆、みそなど大豆由来製品や海藻類を食べる習慣が古くからあることを踏まえれば、ヴィーガン、ベジタリアンが多いことにもうなずける。

さて日本のヴィーガン人口はどれくらいだろうか。大がかりな調査はないが、プラントベースの情報サイト「ベジウェル」が実施したアンケート結果（21年12月実施）では、20代以上の男女計2413人のうち、現在取り組んでいる食生活は「ヴィーガン」が2・2%、「ベジタリアン」が3・8%だった。

「意識して肉や魚など、動物性食品を減らすことはありますか？」の問いに、「ある」と答えた人は19・0%いた。減らす頻度は、「3日に1日」が38・3%、「週に1日」が27・7%、「毎日」が17・2%、「月に1日」が10・2%だった。

ヴィーガンが約2%、ベジタリアンと合わせて約6%は世界の中で多いとは言えない。日本の人口1億2547万人（総務省の人口推計、21年12月現在）で19歳以下を除いて計算すると、ヴィーガン人口は約230万人になる。230万人と聞くとそれなりに多いと感じる。

急成長する植物肉市場、開発中の培養肉

ヴィーガンやプラントベースへの関心が急速に高まる中、肉や乳製品などに代わる新たな代替タンパク質の開発も世界的に進んでいる。第二章でも詳述するが、簡単に述べておきたい。

代替肉には、大きく「植物由来肉（植物肉）」と「培養肉」がある。先行しているのが植物肉で、エンドウ豆、大豆、小麦などといった植物性材料を使って加工し、肉のような味や食感などを再現したものだ。

日本でも特に19年以降、大豆ミートなどを使った「ハンバーグ」「空揚げ」「メンチカツ」「シューマイ」などの発売が相次いでいる。植物肉を扱う企業も、日本ハム、伊藤ハム、大塚食品、マルコメ、不二製油など多岐にわたる。ファミリーマート、セブン‐イレブン、ローソンなどのコンビニチェーンでも大豆ミートを使用したカレー、パスタ、ビビンバ丼などが登場。モスバーガー、バーガーキング、スターバックス、ドトールコーヒーショップ、C oco壱番屋などの外食チェーンも植物肉のバーガーを定番化している。

この他、キユーピーは卵不使用のマヨネーズタイプ商品、豆乳加工品などを使ったスクランブルエッグ風の食品、カゴメはニンジンと白インゲン豆を使ったオムライス商品を発売するなど、卵を使わない食品も増えている。豆乳、アーモンドミルク、オーツミルクなど、豆・ナッツの「乳」も店頭に並ぶようになった。

私も勤務中の昼食用に大豆ミートのバーガーを時々買っている。それぞれの店で味付けや食感は特徴があり、ほどよいボリューム感で大豆臭さはなく、食べるたびに味もレベルアップしている。

コンビニやチェーン店で食べられる植物肉に比べると、もう一方の培養肉はまだあまりなじみがないかもしれない。まだ日本では研究開発段階だからだ。

培養肉とは、牛、豚、鶏などの細胞を培養し、ひき肉、ステーキなどの食肉に似せて製造する人工肉のこと。環境問題や動物愛護などの観点から動物の肉に代わる未来の「肉」として、欧米、イスラエル、シンガポールなどで開発が盛んに行われている。

微生物を使って発酵を促しタンパク質をつくる「発酵タンパク質」もイスラエル、シンガポール、米国などで開発が進行中。「ミルク」「チーズ」「アイスクリーム」などで、乳・卵食品に代わるものとして注目されている。

20年12月には、シンガポールで鶏の培養肉に世界初の販売許可が下りた。同国には魚やエビなどの甲殻類の細胞培養に取り組む企業もある。

日本でも、東京大学と日清食品ホールディングスが牛の細胞からつくる「培養ステーキ肉」の他、大阪大学と島津製作所、シグマクシス（東京都）によって、3Dプリンターを使った培養肉の自動生産装置の共同研究が進められている。日本ハムは培養肉開発のインテグリカルチャー（東京都）と提携し、培養肉生産の実用化を目指して研究開発中だ。

培養肉は動物飼育に比べて環境負荷が少ない。畜産動物を大量に育てて解体処理することはないので、動物愛護など倫理面でも理にかなっているといえるだろう。

培養ステーキ肉を研究している東京大生産技術研究所の竹内昌治《たけうちしょうじ》研究室のサイトでは、次のように開発の意義が説明されている。

培養肉は細胞をウシやブタ、トリなどから採取し、それを増やした後、増やした細胞を用いて組織を形成することで作られます。培養肉は少量の組織から採取した細胞を何倍にも増やしてから作るため、食肉のために犠牲となる動物を減らすことができます。また気候変動に左右されない肉生産が可能であり、省スペース・省資源で作ることができることから、環境保護や食料安全保障の観点からもメリットがあると考えられています。さらに細胞培養や組織培養は衛生管理された無菌状態で行われます。そのため、食中毒の発生を抑えることができ、従来よりも安全で保存がきく肉となる可能性があります。

（「培養肉・培養ステーキ肉の実現」）

また、最先端の食ビジネスを解説した『フードテック革命』（田中宏隆・岡田亜希子・瀬川明秀著、日経ＢＰ）には、家畜を育てるのに通常数カ月から数年かかるところ、培養肉は生産効率が圧倒的に高く、数週間で肉の塊を生成できる技術が出てきているが、現状では生産コストがかかり、大量生産するまでには至っていないと書かれている。

国際的な大手コンサルティング企業のボストン・コンサルティング・グループ（ＢＣＧ）は21年3月、35年の世界の肉市場の代替肉（植物肉、発酵タンパク質、培養肉）のシェアは11％になると発表した。

また、市場調査を行う矢野経済研究所（東京都）は22年2月、代替タンパク質（植物由来肉・シーフード、培養肉・シーフード、昆虫タンパク）の世界市場規模（メーカー出荷金額ベース）は、20年に３８７５億９８００万円だったのが、10年後の30年には３兆３１１３億８９００万円に膨らむとの予測を発表した。その背景について、既に一定規模の市場を持つ欧米は今後も順調に伸びる上、中国などアジア圏で健康志向の高まりと共に生産技術も飛躍的に進歩している、日本でも、小売店舗での商品展開や外食のメニュー導入が進むなどと分析している。

さらに、培養肉については、課題となっている生産コストの低減に向けた取り組みが進むとも予想している。

ちなみに「昆虫タンパク」とは、コオロギ、バッタなど昆虫を繁殖させ殺して粉末などに加工したもの。魚粉や大豆の代わりに家畜の飼料として使われている。日本では、20年に無印良品が発売したコオロギパウダー入りの菓子「コオロギせんべい」がヒットしたのをご存じの読者がいるかもしれない。昆虫タンパクは、世界的な人口増で肉や魚の需要が高まり、畜産業や漁業が拡大すると森林破壊や環境汚染、魚資源の枯渇が進むとの懸念から、「良質なタンパク質」として期待されている。しかし昆虫は生き物なのでヴィーガンには受け入れられないし、私も好んで食べようとは思わない。

培養肉については第二章で詳述するが、海外で進展が著しい。フードテック専門メディア「Foovo」は毎日ＳＮＳで、世界各地の培養肉・代替乳開発の最新状況、企業の資金調達などをアップしているが、私はそのスピードに圧倒されている。日本でも数年後に培養肉の商品が店頭に並ぶ日がくるのかもしれない。

とはいえ、日本ではまだ研究段階なので、実際に国内で発売されたとき、どのような反応があるかは未知数だ。私自身は、人工的に培養された肉を食べるのは正直少しちゅうちょがある。しかし、動物を殺さずに本物とそん色ない味で、安全性も確認された肉であれば、罪悪感を感じることなく食べられるし、そうした選択肢が一つ増えるのは喜ばしいことではないかとも思う。

輸送中の牛がヴィーガンになるきっかけ

さてヴィーガンになる人はどのような食生活を送っているのだろうか。私は、NPO法人アニマルライツセンター（ARC、東京都渋谷区《しぶや》）のスタッフで、企業との交渉を担当している北穂《きたほ》さゆりさんに聞いてみた。ARCは畜産動物や闘鶏などの問題を中心に精力的に活動しており、私もよく取材させてもらっている。

北穂さんは私と同年代、料理好きで、「進化したりんごキムチ」「自家製塩豆腐の棒々鶏《バンバンジー》」などの手作りヴィーガン料理がライフスタイル紹介サイト「Hachidory」に掲載されている。

2021年5月、東京都郊外にある北穂さんの自宅を訪問すると、「ワンワン！」と愛犬クーぺちゃんが大歓迎してくれた。

北穂さんは14年、「ヴィーガン」という言葉を初めて耳にしたという。

「『わたしが肉食をやめた理由』（ジョン・ティルストン著、小川昭子訳、日本教文社）という本を読んだことがきっかけでした。当時の自分のフェイスブックには『ベジタリアンになりたい。でも鶏は食べると思う。自分で殺せると思うから』と書き込んでいました。そこに小学校の同級生の男性から『ではヴィーガンにはならないんだね』とコメントがあり、『ヴィーガンて何だろう？』と思ったことを覚えています」

その後、運命的な出来事があった。クーペを連れて家族旅行をした際、北海道に向かうフェリーに車ごと乗っていたとき、目の前にトラックに積み込まれていた牛がいた。

「トラックは甲板の上ですごく揺れることがあり、牛は汗の泡で真っ白になっていて、ほえるような声をあげていたんです。臭いもして、牛がばたばた動くとその振動で私の車も揺れた。本州〜北海道間の移動は、牛にとってものすごく大きなストレスなんだと感じました。その後も車に乗るたびに牛を載せた貨物車に気付くようになり、半日から1日中ずっと短いロープでつながれて移動させられる牛はつらいだろうなと……。飼い犬と畜産動物の扱いの落差に愕然《がくぜん》としました」

このような体験をして以降、肉と魚を食べることを止めたという。

「生き物を食べたくないという気持ちが強くなりました。元々魚はそんなに好きではなかった。卵・乳製品も畜産動物の飼育実態をネットで知ってやめました」

この会話に表れているように、多くのヴィーガンは健康面の課題解決ではなく、動物を守りたい気持ちが大きな動機となっている。そこがマクロビオティックなどとの違いだろう。マクロビオティックは、日本の伝統食を中心とした健康的な食事スタイルのことだ。

北穂さんはこれまで仕事をしながら社会運動にも取り組んできた。出版社などの勤務を経てフリーの広告ライターとして働いたとき、建設資材のアスベスト（石綿）による被害者の救済活動に参加。畜産動物への関心が高まり、19年にARCのイベントに参加したことを契機に岡田千尋《おかだちひろ》ARC代表理事から誘われ、スタッフとして働き始めた。

彼女の生き方を聞き、ヴィーガンになった最も大きな理由は動物保護にあることが見えてきた。運転中に輸送される牛の様子からその苦しみを察する感受性の高い北穂さんだからこそ、ヴィーガンになったのだ。そして動物を救うために社会運動家として真摯《しんし》に活動を続けている姿勢を私は尊敬している。

岩塩で卵の風味を、ココナッツオイルでこくを

話が一段落したところで昼食の時間になり、手料理をごちそうになることに。メニューは、大豆ミートソースのパスタ、ジャガ芋など野菜のポタージュ、卵風サラダ。北穂さんは台所で野菜類をざくざく切り、3品を同時並行で手早く作っていた。

ミートソース用の大豆ミートは、しょうゆ、みそ、ニンニクなどで味付けして多めに作り置きしたものだという。私が以前、大豆ミートでマーボー豆腐を作ったとき、夫から「大豆臭さがする」と嫌がられたことを話したら、北穂さんは「しっかり5回ぐらい水で洗うと大豆の臭みがなくなりますよ」と教えてくれた。

ポタージュは、ジャガ芋、大根、玉ネギをマッシュ風にすりつぶし、豆乳、ココナッツオイルも入れた。

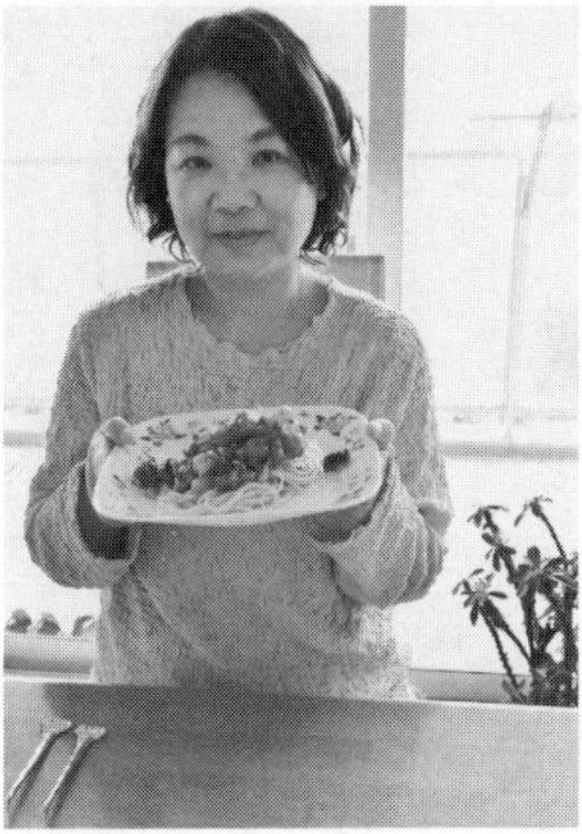
北穂さゆりさん。手に持つのは大豆ミートソースのパスタ

「大根を入れるとうま味が出るし、ココナッツオイルはこくが出ますよ」

卵風サラダは、細かく刻んだ玉ネギ、キュウリを豆腐とあえた後、「このヒマラヤ岩塩を入れると卵のような風味がするの」と塩を一つまみ入れ、ベジマヨ（卵不使用のマヨネーズ）を混ぜて、ターメリックで黄色い色を付けるとできあがり。

さっそくお料理をいただく。卵風サラダは、卵を使っていないにもかかわらず、確かに卵のような味がした。ポタージュは優しい味にココナッツオイルが効いている。パスタも大豆臭さはまったく感じず、野菜がたくさん入っておいしかった。

私はヴィーガンを取材し始めてから気になっていることを思い切って聞いてみた。

「すべてヴィーガン食にすると、かつおだしなど日本人の舌になじみ深い調味料も使えないので、私自身は続けていくのが難しいと感じています」

　北穂さんは次のように答えた。

「かつお、いりこなどのだしを使わないと、日本人はうま味が足りないと感じるのは分かります。その足りない部分を何で補うか。例えば、キムチを作るのに通常はアミ（甲殻類）の塩辛を使いますが、アミの代わりに１００％のリンゴジュースを使うと、うま味が増してすごくおいしくなるのです」

リンゴジュースか……。なるほど、魚介のだしではなく、別のうま味で補っていくという発想だ。確かに今まで訪れたヴィーガンの店ではコンブ、キノコ、トマトなど海藻や野菜からだしをしっかり取り、うま味を出していたことを思い出した。

　さらにコツとして「油」について教えてくれた。

「お肉は油の味なので、ヴィーガン料理は油をきちんと使うと食べ応《ごた》えが出てきます。なので、私は良質な油を使っています。有機農産物にこだわっているわけではないけど、いいものを選ぶと結果的に有機が多くなりますね」

そう話しながら、てんぷら用のごま油、有機バージンオリーブ油などを見せてくれた。

友人、知人らとの会食はどうしているのだろうか。

「イタリアンは肉類を抜いてもらうようお願いすれば、ほとんど食べられます。中華は食べられるものがなければ、厨房《ちゅうぼう》に入って『塩、こしょうとごま油だけで野菜炒《いた》めを作っていただけますか』とお願いすると、作ってくれる。そんなとき、周囲の人に肉を食べない理由を話します。内容は『動物がかわいそうだから』と言ったり、畜産業が環境に与える問題を説明したり。『食肉解体とか自分がやりたくない仕事を他人に押し付けるのはよくない』と話すと、労働・人権問題に取り組む人たちは分かってくれる。アパレル産業が途上国の労働者の低賃金の上に成り立っていることと、畜産業が抱える問題は同じであると伝えています。そうすると次回から私と一緒に野菜炒めを食べる人が出てきます」

北穂さんが食事を通して隣に座った運動家に語り掛けることに、私は「さすがベテランの市民活動家！」と感心した。社会問題は根底の所で共通するものがあり、私の経験でも特に女性、子どもなど弱い立場の側で物事を考える人は、動物を巡る問題でも共感してくれる人が多い。同じものを食べて話し合うと、より自然に理解が進むと思う。

ペットには何を与えているのだろうか。以前ヴィーガンの人が、ペットに「ヴィーガンフードだけを与えようとした」と言っていたが、私は雑食である犬猫に菜食を押し付けるのは、人間のエゴのような気がしていた。それを率直に伝えると、北穂さんはこう答えた。

「飼い犬のクーペは大根、ニンジンなどの硬くて少し甘い野菜が大好きなので、えさは野菜とドッグフードを半々で与えています。うちは猫も飼っているのですが、猫は肉も食べるので、一般的なキャットフードをあげていますね」

それを聞いて個人的にも共感した。私も2匹の猫を飼っているが、彼女たちは鶏肉入りフードや猫用減塩かつお節も大好きだ。人間が自分の意志で菜食を通すのは自由だが、動物にはそれぞれ生態に応じた食べ物を与えるのが飼い主としての義務だと思う。

「緩いヴィーガンが増えれば動物の犠牲を減らせる」

北穂さんと話す中で印象的だったのは、自身はヴィーガンの生活を貫いているが、他者には柔軟な姿勢であることだ。

「個人差はありますが、食べたいものを我慢してヴィーガンを続けている人の中には、ちょっと動物性のものが入っているだけで、『ヴィーガンのくせに』と批判する人もいます。私は動物を救いたいので、あまり細かいことを他人に求めるより、緩いヴィーガン志向の人がたくさん存在するほうが、ベジ食品が開発されて、動物の犠牲を減らすことができると思っています」

確かに私自身も同じ思いを抱いたことがある。第三章で紹介するが、動物愛護や環境問題を考えて週に1日肉を食べないように努力する「ミートフリーマンデー」という運動がある。それに対し、「週に一度だけ肉を抜いても意味はない」「そんなのはヴィーガンではない」と批判する人がいたり、SNSなどで肉食を非難し続ける人を見たりすると嫌悪感を抱くこともある。一部の厳格なヴィーガンが肉を食べる人を糾弾するのではなく、ベジタリアン、菜食志向の人口がビジネスの方向を変えるぐらい増加するほうが効果的だ、という北穂さんの考え方に賛成だ。

「例えば植物由来のバター、豆乳チーズなどがありますが、チーズとバターの風味に完全に置き換わるものはないです。むしろ私は、大豆ミートが〝第四の肉〟と呼ばれているように、新しいバター、チーズと思って食べている。生活スタイルも家族がいたり、仕事や付き合いで会食を避けられなかったり、個々の事情があります。完全にヴィーガンじゃない人を非難するのではなく、その人ができる範囲で実践すればいい。例えばケージ卵から平飼い卵に変えることだって、アニマルウェルフェアを促進することになります」

北穂さんが例として挙げた卵だが、鶏の飼育法によってケージ卵と平飼い卵に分けられる。

第四章でも詳述するが、1パック（10個入り）200円程度で買える卵はケージ卵だ。狭いケージで飼育された鶏が生んだもので、価格は安い。一方で、ケージに閉じ込めず自由に動き回れる環境で飼育された鶏から生まれたのが平飼い卵だ。ケージ卵に比べれば価格は上がる。

消費者からすれば「安い方がいい」と思ってしまうが、ポイントになるのが北穂さんが言う「アニマルウェルフェア」だ。「はじめに」でも少し紹介したが、ヴィーガンを考える上で重要な概念で、日本語では「動物福祉」と訳されている。

1964年にイギリスで刊行された本『アニマル・マシーン』（ルース・ハリソン著、橋本明子・山本貞夫・三浦和彦共訳、講談社）で集約的畜産業の劣悪な飼育実態が暴露されて反響を呼び、イギリス政府は調査報告書を発表した。

アニマルウェルフェアはこの報告書に端を発する概念で、現在は畜産動物、愛護動物、実験動物、展示動物など人間が飼育・利用する動物が対象。動物が生まれてから死ぬまで心身共に健康かつ幸せであるために、できるだけストレスを減らし、行動欲求が満たされるよう飼育環境を改善することが求められる。

60年代にイギリスでアニマルウェルフェアの基本原則「五つの自由」として提唱された。

①飢えと渇きからの自由
②不快からの自由
③痛み、負傷、病気からの自由
④正常な行動を表現する自由
⑤恐怖や抑圧からの自由

取材中、北穂さんの物事を前向きにとらえる姿勢がとても印象的だった。

「私は生来食いしん坊で、食べることも作ることも大好き。ヴィーガン料理を毎日作りながら『何か味気ない』『何か物足りない』と試行錯誤しながら、マクロビオティック、精進料理など取り入れつつ、どこにでも売っているものを使って簡単にできるレシピ作りを心掛けています。ヴィーガンになってから既成概念が取り払われ、新しい料理のジャンルを開拓している気分を味わっている。自分の意識と消費行動は革命的に変わりました」

そう言って、取材を力強く締めくくってくれた。

私は、おいしいものを作るためにさまざまな食材で創意工夫している北穂さんに刺激を受けた。後日、さっそく自宅で大豆ミートを使って改めてマーボー豆腐に挑戦してみた。

雑誌「いいね」（クレヨンハウス）の54号「未来をひらくヴィーガンへの道」に紹介されていた「ベジ麻婆豆腐」のレシピを参考に、まず湯を沸かして火を止め塩少々と大豆ミートを入れて約10分蒸らした。ざるに上げ、よく水を切る。臭みを消すため、さらに水で濁りがなくなるまで3回すすぎ、水をしっかり切った。

有機の玉ネギとショウガ、ニンニク、トウバンジャン、てんさい糖、しょうゆ、みそなどを使って作ったら、野菜のうま味がたっぷり染みた1品になった。大豆ミートの臭みはまったく感じない。夫も「これは大豆ミートと言われなければ分からないよ」と褒めてくれた。ちょっとかたくり粉を入れ過ぎてややもったりしていたので、次回は気を付けよう。

第二章

ヴィーガン食の開発で世界を狙え

牛肉1キロの生産にトウモロコシ11キロと水2万リットル

世界の人口は、現在(2022年)の80億人から、50年には104億人に膨らむと予測されている(国連の世界人口推計、2022年版)。経済が豊かになると肉の消費量が増えるため、人が食べる肉の量は50年には10年の1・8倍に増えるとしている。

食肉を生産するためには、動物のえさとして大量の穀物と水が必要であり、げっぷとふん尿からも温室効果ガスが排出され、地球に深刻な問題を与えている。例えば、1キログラムの牛肉を生産するためには11キログラムのトウモロコシと2万リットルの水が必要だ。国連食糧農業機関(FAO)の報告(13年)によると、世界の温室効果ガス排出量のうち、畜産業は14・5%に上る。特に多いのが牛(肉・乳牛)で畜産業の65%を占める。

食品廃棄(フードロス)の問題もある。FAOは、世界の食料の約3分の1に当たる約13億トンが食べられずに捨てられていると報告している。これは牛に換算すると毎年7500万頭分に匹敵するという。莫大《ばくだい》な数の生き物の命が無駄になっていることに心が痛む。

このような地球環境破壊に対する危機感に加え、動物保護、健康志向などを背景に、近年、大豆、エンドウ豆など植物性の代替肉が次々と登場している。第一章でもふれたが、卵や牛乳を使わずに豆、ナッツ、穀物など植物性材料から作られるミルク、クリーム、チーズなどもある。

日本でも、環境省の21年版「環境・循環型社会・生物多様性白書」では、脱炭素社会の実現に向け生活様式の見直しを推奨している。これは20年10月に菅義偉《すがよしひで》首相（当時）が「50年までに温室効果ガス排出量を実質ゼロにする」という目標を宣言したことを踏まえたものだ。

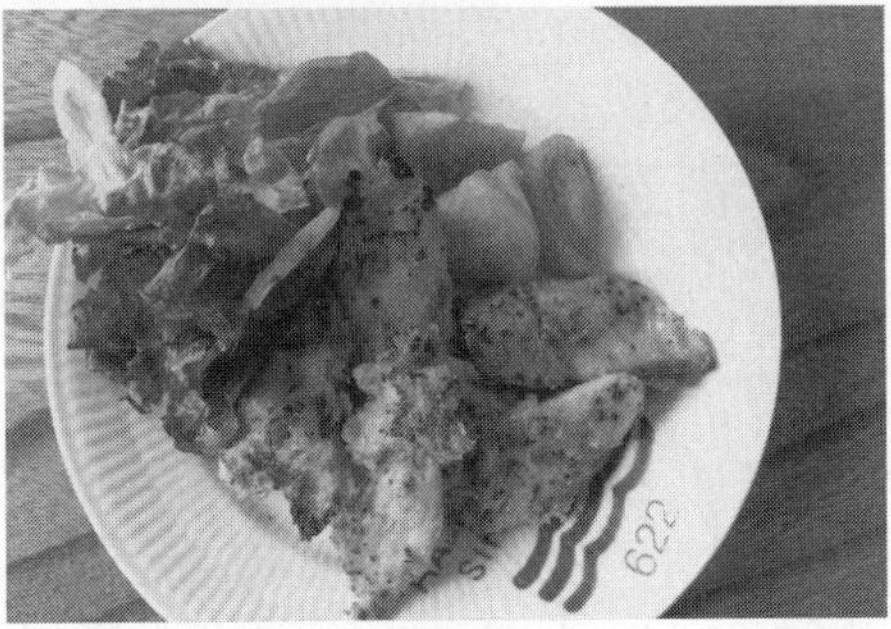

ランチに焼いたネクストチキン

このなかで、大豆ミートなどの植物由来の代替肉を「食の一つの選択肢」として初めて取り上げた。

ビジネスとして代替肉などの開発はとてもにぎわっているようだ。実際の現場はどのような状況なのだろうか。そこで商品の開発に挑戦したり、ヴィーガンの飲食店をオープンしたり、新たな道を切り開いてきた人たちの熱い思いを聞いてみることにした。

代替肉のスタートアップ、ネクストミーツ

まず最初に話を聞いてみたいと思ったのが、植物肉販売で気になっていたスタートアップ企業「ネクストミーツ」（東京都新宿《しんじゅく》区）だ。大豆などで作った「カルビ」「チキン」を製造している。

第一章で紹介したヴィーガンの北穂さゆりさんを取材した際、食材の中にネクストミーツの「ネクストカルビ」があり、パッケージもおしゃれで、「へぇ〜、こんな焼肉の植物肉もあるんだ」と印象に残っていた。少し調べてみると、この大豆肉がスーパーのイトーヨーカドー、スウェーデン発祥の家具チェーンのイケアなどで販売されていることを知った。

さっそくインターネットで冷凍の「ネクストカルビ1.1」と「ネクストチキン1.0 オリジナル香草焼き」を購入してみた。価格（21年6月時点、税込み）は、例えばカルビは80グラム入り袋5個セットで計1950円だった（22年10月現在で1500円と値下げしている）。ネクストチキンが180グラム入り袋3個セットで計2331円。1袋当たりカルビが390円、チキンが777円ということになる。通常の商品と比べると価格的にはどうなのか。

試しに調理済みのレトルトのカルビ肉をネットで検索してみると、1袋（100グラム程度）500〜1000円台とメーカーによって差があり、重さも違うので比較が難しいが、ネクストカルビは比較的安い部類に入るようだ。

まず、土曜日のランチ用にネクストチキンを焼いた。袋には、鶏肉に似た肌色でささ身のような塊が複数入っている。自然解凍した後、「フライパンに油を敷き、中火で焦げ目が付く程度に焼く」とある手順通りにしてみた。

食べてみると、肉はかみ応えがあり、ハーブの味がしっかり付いている。夫は最初、大豆肉と聞いて怪訝《けげん》そうな顔をしていたが、食べ始めると、「けっこうおいしいね。どうやってこの筋肉のような感じを出したのだろう」と言っていた。原材料表示には「大豆タンパク濃縮物、香辛料、トマトパウダー、馬鈴しょでんぷん粉」などと記されている。

ネクストカルビは夕食用に、袋の指示通り冷凍のまま油は敷かずにそのまま焦げ目が付く程度に焼いた。焼肉のたれは、みじん切り玉ネギ、ニンニク、ショウガ、しょうゆ、みりん、ごま油などで手作りした。

カルビを口に入れてみると、大豆臭さのないあっさり味の「肉」といった感じ。レタスにカルビを載せ、自家製たれを掛けて食べると抜群においしい。私自身は40代を過ぎた頃から、焼肉やステーキを食べると胃もたれするようになり、牛肉は夫がたまに作るハンバーグの合いびきミンチ以外食べなくなっている。ネクストカルビだと苦手な脂身や牛肉臭がないので、いくらでも食べられる。夫も「これは言われないと（大豆肉と）分からないかもね」とぱくぱく食べていた。

学生時代から気候変動に問題意識

その後、インターネットでネクストミーツの創業者である白井良《しらいりょう》会長と佐々木英之《ささきひでゆき》社長についての記事を読み、2人が若いときから環境問題に関わる仕事をやりたいという志を持って、苦労を重ねて今の会社を立ち上げた経緯を知り、興味を持った。

21年7月、新宿区の同社で白井さんと佐々木さんにインタビューした。そろって「NEXT MEATS」と書かれた青いTシャツを着て現れた2人は髪型も背丈も違う。1980年生まれの41歳と働き盛りの年代。2人共落ち着いた口調で話し始めた。

まず創業した理由は何か。白井さんが答えてくれた。

「気候変動、温室効果ガスを減らすためには、スピーディーにやらないと間に合いません。人間由来の温室効果ガス排出量のうち、肉の生産による排出量は全体の約15%を占めています。動物性食品の消費を減らすことで劇的に温室効果ガスの排出を抑え、畜産のために使われる膨大な水資源も節約することができます」

白井さんが気候変動に危機感を持つきっかけになったのは、大学生の時にアル・ゴア元米副大統領が出演した映画『不都合な真実』を観たことだという。

「これはまずいな、未来はあるのかな、と悲しくなりました。子どもも希望が持てなくなります。たとえ未来が絶望的だとしてもチャレンジしていくのが大人の責任だと思いました」

大学卒業後、環境の仕事を始めるには金融を学ぶことが必要と思い、就職したのは大手証券会社だった。約1年後にストレスで体調を崩し退社する。その後、志を同じくする佐々木さんに出会い、「少しでも地球環境をよくしたい」という目的で意気投合。以来、今日まで

10年以上、「夫婦漫才のように同じTシャツを着て」、一緒に環境ビジネスに挑戦してきた。環境をよくしたい、といってもいろいろな方向性があるだろう。いつ頃、なぜ植物肉でビジネスをやろうと思ったのだろうか。

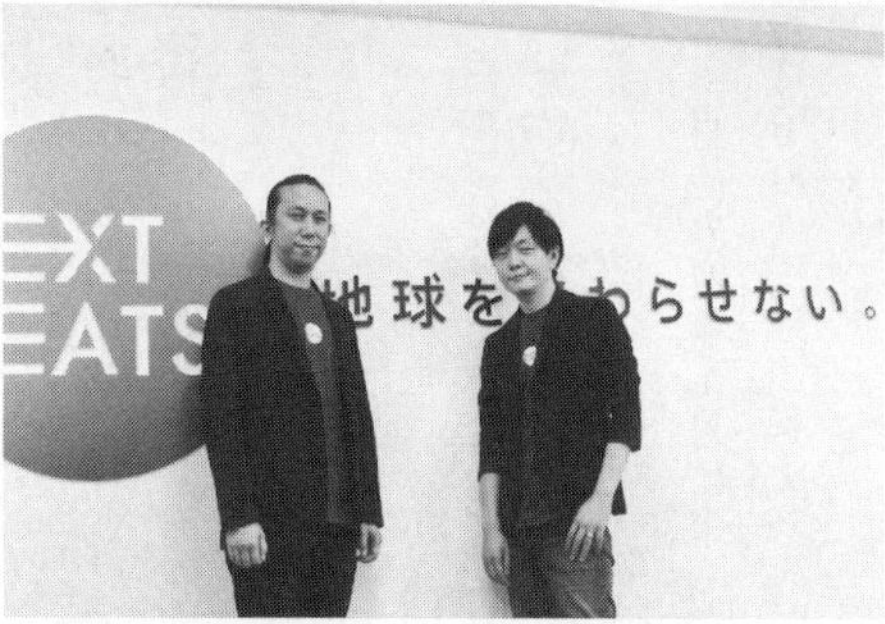

創業者の白井さん（右）と佐々木さん（左）

（白井）「当初は水素エネルギーなどを検討しましたが、環境をビジネスにするのは国の規制が厳しく、参入障壁が非常に高い印象がありなかなか難しかった。その点、フードテック（最新技術を駆使した食品開発）の方が入りやすかったんです。最初は培養肉を考えましたが、これは3歩先だなと思い、その手前の植物肉に取り掛かりました。２０１７年から手弁当で開発研究を始めて、３００回ぐらい試食を繰り返しましたが、なかなかうまくいかず。3回ほど心が折れ、そのたびに佐々木になぐさめられる、というのを繰り返しました。『自分には何もできないのでは？』という思考に陥った時はつらかったです」

３００回の試食！　物凄《ものすご》い数字だと思ったが、画期的な食品を開発するにはそれぐらいの回数を要したのだろう。

佐々木さんの動機は「社会貢献の仕事がしたい」という気持ちだった。

「東京で生まれ、子どものころは毎日のように光化学スモッグが出ていて問題意識は芽生えてましたね。白井と出会ったことで、ビジネスの推進力で社会変革に取り組もうと思いました」

日本ではなくアメリカで上場

食品の開発であるから、当然資金が必要だ。どうしたのだろうか。

2人は、起業当初から多額の資金調達を目指したという。20年6月に会社を設立、わずか7カ月後の21年1月に米国のＳＰＡＣ（特別買収目的会社）上場を果たし、初日の時価総額は４６０億円以上に上った。

――私は経済に疎いのですが、これは金額面から見ても投資家に高く評価されたいわばサクセスストーリーですよね。

（佐々木）「今までの最高値は約４４００億円で、創業1年未満でここまで膨らんだ会社はないそうです。現金が手元にあるわけではないので実感はないですが、これを契機に日本のスタートアップ業界が活性化すればいいなと思います」

――なぜ日本ではなく、アメリカで上場したのでしょうか。

（白井）「日本は規制が多くて、スタートアップは大きな資金調達がやりにくい。以前証券会社に勤めた経験からしても、上場するまでに相当なプロセスが要るし、銀行も利益がある程度出てないとお金を貸してくれません。僕らはスピーディーに気候変動に対処したいので、5年後に20億円調達とかでは間に合わない。米国で上場するしか選択肢がなかったのです」

――SPACで成功した背景は何でしょうか。

（白井）「世界中で金余り状態が続く中、国連の持続可能な開発目標（SDGs）、フードテックなどの波があり、ESG投資（財務情報だけでなく環境や社会的要素も考慮して行う投資）に一気に金が流れたのでは」


アメリカで上場し巨額のお金を調達するなんて……。数字とビジネスに疎い上、小心者の私には考えられないチャレンジ精神である。2人がこうした野心的な道を選んだのも、持続可能な世界を作りたいという信念があるからこそだろう。

大豆臭を消し、うま味を出す

次に実際の開発について聞いてみた。どうやって作っているのだろう。

（白井）「機械工学に基づく研究開発をしています。ありとあらゆる植物性タンパク質を集めてきて、栄養素、成分分析、含有量などのデータを取ります。特殊な装置を使い、熱の加え方、水の量、油分の比率など物性（弾性などの力学的性質、電気的・工学的性質）を変えながらそのデータも集めます。原料の選定や配合、タンパク質の含有量など無限の組み合わせがあり、圧力をかけて成形した後、何段階かの工程を経て最終製品が出来上がります。加工していく中で食感、繊維質などがある程度決まっていきます」

最初の商品は、20年7月に出した大豆とエンドウ豆を使ったパテの「ネクストバーガー」。同社の通販サイトには次のように書かれていた。

「牛肉を使用した通常のハンバーガーの場合、1個作るのに約3000リットルの水と、牛肉パテ1個当たりガソリン車が約18キロ走るのに匹敵する温室効果ガスを出しているというデータがあり、地球に大きな環境負荷を与えてしまうことになります。主原料が大豆の場合、大幅な節水と温室効果ガス削減に貢献できます」

たった一つのハンバーガーで、ものすごい資源の消費量である。これについては食品ロス問題ジャーナリストの井出留美《いでるみ》さんによる『捨てられる食べものたち』（旬報社）にも次のように言及されている。

ハンバーガーの材料がパン、牛肉、レタス、トマトの4種類だとして、それらを生産するために使われる水の量は1個につき2400リットル。別の研究者はさらに多く、3000リットルもの水が必要だと指摘しています。仮に3000リットルとすれば、家庭のお風呂（200リットル）15杯分です。つまり、ハンバーガー1個を捨てることは、3000リットルの水を捨てることです。

（井出留美著『捨てられる食べものたち』）

さて、ネクストミーツの大豆肉食品の話に戻ろう。遺伝子組み換え大豆は使わず、パーム油、精製・漂白の過程で牛骨炭を用いた白砂糖などの動物性原料は一切使用していないという。

工場の生産ラインでも動物性の原料を使っていないので、製造過程や同じ設備を使用したことによる肉・魚介類のコンタミネーション（混入）が避けられ、ヴィーガンも食べられる。栄養面では、「ネクストカルビ2.0」は「一般的な焼肉（牛カルビ）と比べると脂質が8分の1近くで、タンパク質は2倍以上」としている。

ネクストバーガー発売から1カ月後の20年8月にはネクストカルビと「ネクストハラミ」、9月には牛丼味の大豆肉「ネクスト牛丼」を発売。11月には外食チェーン「焼肉ライク」全49店舗で、ネクストハラミとネクストカルビがメニューとして提供され始めた。焼肉店で植物肉のメニューがあるのはなぜなのだろう。ヴィーガンは焼肉店に行かないと思うが、健康志向から注文する客がいるということだろうか。

破竹の勢いで事業が拡大しているが、商品開発に成功するまでは悪戦苦闘したという。特に焼肉系は、数えきれないほどの試食を繰り返し、約3年かかって完成にこぎつけた。白井さんは感慨深げに振り返った。

「世界でも焼肉のような食感がある代替肉はあまりなく、ハードルはけっこう高かったですね。豆臭を出さないようにするのも難しかったです。うま味をどう出すかにも注力しました。当初から海外の販売に重きを置いていたので、できるだけ（合成食品添加物を入れない）無添加で、日本食を作ることが目標でした。海外の植物肉にはわりと添加物が使われているので差別化を図りたかった。ネクスト牛丼ができた時は、日本のソウルフードであるビーフボウル（牛丼）ができた。世界で戦えると思いましたね」

私が食べたネクストカルビの原材料には「大豆加工品、調味液（しょうゆ、砂糖、米発酵調味料、酵母エキス、りんご、醸造酢、ニンニク、食塩、ごま油、トウバンジャン、コショウ）、食用なたね油」とある。確かに、他社の植物肉ハンバーグなど加工品の原材料には合成食品添加物がかなり入っているものもあり、「かえって健康によくないのでは」と思ったりする。ネクストミーツの商品のように、合成添加物を入れていない方が私は安心して買える。

客層は30〜40代が中心で女性が少し多めという。その理由を佐々木さんが分析した。

「そろそろ自分の健康診断の結果が気になり始めて、食生活を変えようという気持ちが働くのではないでしょうか。一方で、ネクストミーツのインスタのフォロワーや焼肉ライクの注文では10〜20代が多いですね。この世代は将来50〜60代になったら地球はどうなるのか、という不安があるのだと思います」

海外でも続々と発売

ネクストミーツの商品は現在、イトーヨーカドーの全店舗、10以上の中堅スーパーなどで販売されている。国内にとどまらず、米国、香港《ホンコン》、シンガポール、ベトナム、台湾、インドで発売され、中国、フランス、イタリア、ロシア、スペインなどでも予定している。

さらに牛肉や卵以外の代替品開発も着々と進めている。現在、白井さんの出身地である新潟県長岡《ながおか》市の研究所「ネクストラボ」では、生物学、遺伝子工学、農学などの博士号などを持つ6人の研究チームの自由な着想に任せ、「ポーク」「ミルク」など10程度の新商品の研究が行われている。メンバーは日本人をはじめ、フランス人、中国人、ロシア人ら国際色豊かで、共通言語は英語。原材料としては主力の大豆やエンドウ豆以外にも、より持続可能な原料を探しており、海中に生息する微細な藻類から代替肉をつくる研究も始め、培養技術にも興味を持っているという。

代替肉市場の成長をどのように感じているのか。

（佐々木）「代替肉市場は大手シンクタンクの予想より数倍の速さで伸びている感触がありま す。我々が市場をけん引している、パラダイムシフトを起こす気概で取り組んでいます」

（白井）「私たちは、お金のためではなく、生まれてくる子どもたちのために1ミリでも動かないと気が済まないんです。資本主義はすごいなと思いますが、利益に走り過ぎた。今後はＥＳＧ投資など優しい資本主義、新しい資本主義に変わっていくのではないかと思っています」

最後に食生活についても尋ねると、互いに言葉を補いつつこう話してくれた。

「もともと肉を食べていたけれど、今はなるべく植物性食品を食べるようにしているフレキシタリアン（基本はベジタリアンだが、外食などでは柔軟に対応する人）です。ただし、仕事関係の会食で肉や魚が出たときには全部食べています。食生活からすべて動物性食材を除くのは難しいですね」

インタビューを通して、私は2人の地球環境への強い危機感を感じた。一番印象に残ったのは、次世代の子どもたちを守りたい、という目的に向かって一生懸命取り組む姿勢だ。自分たちの方向性を信じて15年間一緒に艱難《かんなん》辛苦を乗り越えた2人は、今後も世界にも通用するおいしい商品を生み出していくのではないか。

東京大学のグループがチャレンジする培養ステーキ肉

ネクストミーツをはじめ、第一章で触れたように、現在、スーパーやチェーン店など、大手の食品・食肉メーカーなどによる多種多様な「植物肉」が流通している。一方、「本物の肉」を作ろうと、動物由来の細胞からなる「培養肉」の開発研究も少しずつ進んでいる。

東京大学の竹内昌治教授（組織工学）と日清食品ホールディングス（ＨＤ）は２０１９年3月、「培養ステーキ肉」の小さな塊を作ることに成功したと発表した。

研究グループによると、培養肉の作製とは、牛肉から採取した細胞を体外で増殖させて3次元の組織を作るというもの。具体的には、以下のような手順で作る。

①牛の筋肉の細胞（ウシ筋細胞）をタンパク質の一種のコラーゲンなどと混ぜて、〝細胞ゲル〟（細胞組織を作るために必要なゼリー状の足場材料）を作る

②スリット（縦方向の切れ目）入りのシリコン製の型枠に細胞ゲルを入れ、約37度に保った庫内で1時間程度置くと、細胞ゲルが固まりシートができる
③この細胞のシートを約40枚重ねて、今度は約37度で1週間程度培養する。このとき糖やアミノ酸などの栄養分を含む培養液に浸して培養する
④丸い細胞がスリットの方向に並び、隣同士の細胞が融合して、一定方向に筋が流れる1センチメートル角のサイコロ状の「肉」が完成。この筋は、「サルコメア」と呼ばれる構造を持つ筋線維（筋肉の線維）である

牛肉の細胞培養肉をめぐっては、オランダのマーストリヒト大学のマーク・ポスト教授が13年、牛の筋細胞を培養して製造した世界初のハンバーガー用パテ（ミンチ肉）ができたと発表している。

私が初めて東京大グループの培養ステーキ肉について竹内教授に話を聞いたのは、19年8月、当時注目され始めたヴィーガンについて取材していたときだ。新聞記事で東京大の培養肉が取り上げられており、従来の肉に替わるまったく新たな食品として興味を持った。

当時、東京大の研究室で取材に答えた竹内教授は研究について次のように説明した。

「現在、世界で研究されている培養肉は、細胞がランダムに固まってできるミンチが主流で

す。筋が一方向に並んでいる塊肉を作ることは非常に難しい。その壁を越えたのが東京大で、筋線維は最初離れているのですが、各シートを少しずつスリットとスリットの間を埋めるように重ねていくと、培養中に細胞全体がぎゅっと縮まり、筋の通った組織の塊ができます」

3次元の培養肉の構想はいつからあったのだろうか。

「人間の再生医療、創薬、ロボット用の筋肉などと同様に十数年前からありましたが、当時は見向きもされなかった。それが、オランダの培養ミンチ肉の発表で一気に世界中で話題になり、現在培養肉研究は日本、オランダ、米ハーバード大などの研究機関で行われている他、多くのベンチャー企業で取り組まれています」

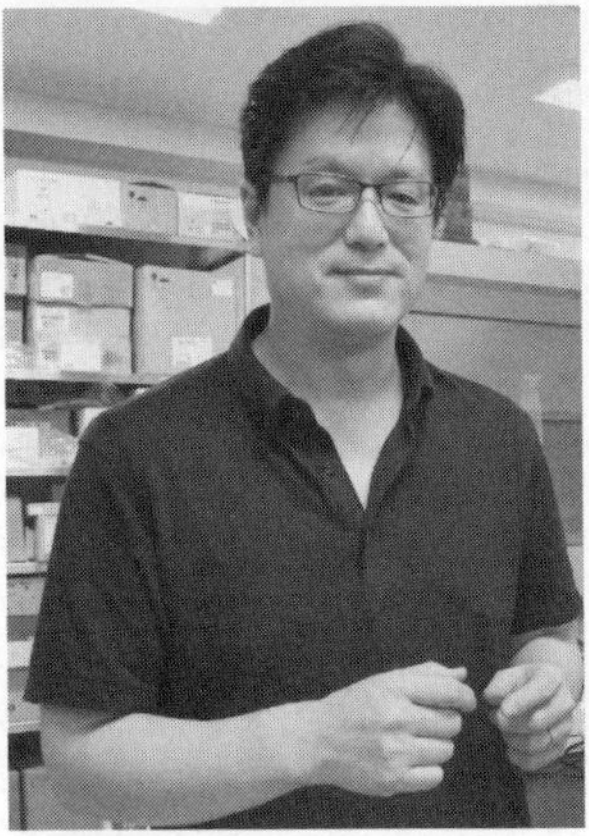
竹内昌治教授

それから約2年近くが経過した。その後の進《しん》捗《ちょく》を知りたくなり、21年6月、竹内教授に連絡すると研究室の培養肉を見せてくれると言うので、東京大生産技術研究所（東京都目黒《めぐろ》区）を訪ねた。

初めて実物の培養肉を見るので少し緊張して研究室に入った。大きな机の上や棚にガラス製の試験管が、書類などと一緒に雑然と置かれている。

複数の研究者がさまざまな実験を行っているせいだろうか。整然と器具が並んだ実験室という感じではなく、緊張感が少し緩んだ。

研究員がインキュベーター(温度を一定に保つ貯蔵庫)の中からシャーレを出してきた。竹内教授がそれを手にして「これです」と誇らしげに見せてくれた。中に1センチ角の赤みがかった培養肉が入っている。立方体で表面はぬめり感があり、チーク(ほお紅)のコーラル(オレンジとピンクの中間色)に近い。あまりにも小さくて、これが将来ステーキに変身するとはとても想像できなかった。日進月歩の先端科学で、近い未来に本物の分厚い肉が生まれるのだろうか。

「培養の途中で電気刺激を与え、培養期間を長くすると、筋線維構造(骨格筋を構成する細胞単位)が増えて肉の硬さが増すことが分かりました。5年後には、縦横7センチ、厚さ2センチ、100グラム程度の肉の完成を目指しています」

今後は、試食してかみ応え、肉本来の赤みを出す方法を検討し、栄養分として例えば植物や魚に含まれるオメガ3脂肪酸などを導入できればよいとも思案しているという。

——今の培養肉の完成度はどの程度なのですか。

「縦じまのサルコメア構造ができている点で、（動物の）体外で育てた筋肉としては世界でトップクラス。そういう意味で本物の牛肉の筋肉と似てると言えば似てるのですが、細かいところはぜんぜん違うのです。例えば、1個の線維が太いとか、肉そのものの赤みがまだできていません。技術的にいろんな添加物を与えることによって、色や味は変えられるけど、できれば天然原料で今の牛肉と同等のステーキ肉をまず完成させたい」

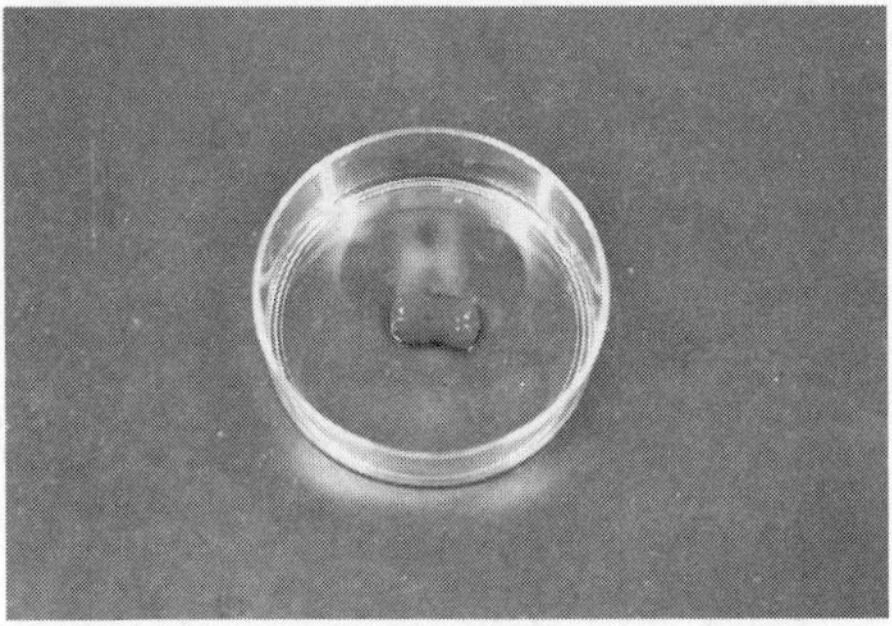

竹内教授が見せてくれた培養肉

——培養肉に市場のニーズはあるのでしょうか。

「いわゆる（植物肉などの）『フェイクミート』が当たり前になった先には、必ず『リアルミート』を食べたいという欲求が高まるはずです。それに加えて僕らが心配しているのは、人口増加や気候変動で牛肉が不足したとき。そのときに食べられる肉を提示しましょう、というのが最終ゴール。この先、（培養肉などの）リアルミートが登場しない限り、代替肉市場は成熟しません。ビジネスには遠いかもしれませんが、大学では長期プランで研究ができるので、基礎研究から始めていかないといけない」

——豚肉や鶏肉も、この研究を応用したら可能ですか。

「基本的なところはできるんですが、細胞培養のいろんな組成とかタイミングなどのパラメーターをちょっとずつ変えていかないといけません。あるいは鶏肉、豚肉それぞれに特化した培養液を作らないといけないかも。世界では、牛肉が一番環境へのインパクトが高いとされているので、牛肉の培養肉研究が一番多いですね。シンガポールで培養チキンが出ましたよね。チキンは集約農業でけっこうできるので環境負荷としては牛肉に比べて低めです。欧米だと非常に劣悪な環境で飼っているということがあり、動物福祉の面から鶏の培養肉を作っていこう、というアプローチです」

培養肉は「海産物に近いうま味」

この取材から9カ月後の22年3月、東京大と日清食品HDは、竹内教授らが培養ステーキ肉の試食をしたと発表した。59ページで紹介した最初の発表では「肉の塊ができた」という段階だったから、それから3年で食べられるところまできたことになる。研究者と一部メディアに限定した試食会だったそうで、その場に行けなかったのは残念だった。プレスリリースにある培養肉の写真は、食用色素で着色され、長方形に薄っぺらく伸びていて、脂身がない赤身薄切り肉のように見える。

竹内教授に電話し、作り方や食べてみた感想などを聞いてみた。

――昨年、私が見たのは小さな塊でしたが、今回は薄切り肉のようになっていました。

「多くの人が試食できるように、型枠の底面積を大きくして培養しました。培養液には、食用の基礎培地に栄養成分として牛の血漿《けっしょう》から取った血清を入れました。ゲルには今回コラーゲンは使わず、血漿をゲルに加工して使用しました」

――なぜ、牛の血漿を利用したのでしょうか。去年の状態では食べられなかったということでしょうか。

「去年のものは勇気があれば食べられましたが、食品ではない研究用素材で作製していました。今回は、（人に対する研究内容の科学的、倫理的側面を審査する）東京大学倫理審査委員会で承認される必要があり、食用可能な素材だけで作りました」

ここで、私はちょっと気になった。試食のために食用可能な材料を使うのは分かるのだが、未来の培養ステーキにも牛の血漿や血清を使うのだろうか。動物由来の材料で作られた培養肉だと、本来の環境や動物愛護の観点から離れてしまうのではないか……？

——牛の血漿と血清は、将来ステーキ肉が完成したときにも使われる予定ですか。

「将来的には動物由来の素材は細胞のみとし、他の素材を利用していく予定です。今、世界的にできるだけアニマルフリー（動物由来の素材を使わないこと）で開発する流れがありますので」


さて、肝心の味はどうだったのだろうか？

「牛肉の風味そのものではないけれど、しょっぱさと、かんでいるうちに海産物に近いうま味が出ていました」

——しょっぱい？　塩っぽいということですか。

「はい。培養液というのは生理食塩水とほとんど同じなので、しょっぱさは予想していました。ほのかな塩みがしました」

——海産物に近いうま味というのは、コンブだし系、かつおだし系とか、それともコンブかつおだし系とか。

「うまく表現できません……」

——かみ応えはどうですか。

「意外に硬さがけっこうありました。試食前はもうちょっと軟らかくて水っぽいだろう、と思っていましたが」

――今後の課題は何でしょうか。

「海産物のようなうま味がどこから出ているのか、培養肉のうま味なのか、細胞のうま味なのか、探る必要があります。（牛肉にある）鉄分が足りないので、どのように出していくか。また、肉を大きくしていく必要もあり、これは難しい。培養をしっかりやっていかないと」

塩味と海産物のようなうま味……。どんな味なんだろう？　早く試食してみたいが、いつごろ一般の人が口にできるのかは「（字になると）いろんな影響が出るので」と教えてもらえなかった。

私自身は40代以降、胃が老化したのか、ステーキ肉を食べた後に気持ちが悪くなってお なかを壊すことが増えた。出されたら少しは食べるが、積極的には食べない。なので、正直にいうと培養ステーキ肉の必要性がいまいちぴんとこない。しかし、一般的にはステーキ好きは多いし、これ以上の環境破壊を防ぎ、犠牲になる牛を減らすためにも、培養肉生産は必要だろう。

一方、私は牛ミンチや豚肉、鶏肉は食べる。これらの培養肉ができたら食べようと思うかもしれない。その場合、もっとも気になるのは、味はもちろんだが、安全性についてだ。

日常生活では、農薬が大量に使われた野菜や果物、化学的な合成添加物がたくさん入った加工食品、抗生物質が混ざった飼料を毎日食べさせられた畜産動物の肉などはなるべく避けている。培養肉については、気候変動や人口爆発の観点から、また動物の犠牲が減ることが期待されるので、開発の成功を望んでいる一方で、未知の食材だけに、生理的に「気持ち悪い」という気持ちがどこかにある。

竹内教授は安全性についてどう考えているのか。

「従来の食べ物から作っているのでそれほど心配はないと考えていますが、完成した肉の成分分析や遺伝子解析なども含めて丁寧に確認する予定です。また、さまざまな成分の有無などを、法律に基づいて食品会社がチェックします。その上で食品として販売し、それを食べても何も起きない、という共通認識になるのではと思う。

原理的には高タンパクで低脂肪みたいな設計もできます。天然の肉よりおいしくて、なおかつ健康という（培養肉ができる）」

培養肉を「知っている」のはまだ3割

消費者の培養肉に対する感じ方、考え方に関しては、弘前大の日比野《ひびの》愛子《あいこ》教授（社会心理学）と日清食品ＨＤの研究グループが19年5〜6月、20〜59歳の男女計２０００人にインターネットでアンケート調査を実施している。

まず2000人全員に「『培養肉』や『培養ステーキ肉』という言葉を見聞きしたことがあるか」と問うと、「聞いたことはない」は73%、「聞いたことがある」は27%だった。

次に2000人を各250人ずつ、年齢と性別を均等にしてAからHまでの8グループに分け、それぞれに培養肉のメリットについて表2のような情報を提示した。

これらの情報を示した前と後で「試しに食べてみたい」と回答した割合を比較。その結果、全項目で割合が上がり、「動物愛護」は24・4%から36・8%と12・4ポイント増、「病原菌低減」と「健康」がそれぞれ10・8ポイント増で2位、「食糧危機対応」は10・4ポイント増と、上位4位は10ポイント以上伸び、その他のグループでも約5〜8ポイント上昇した。

また、培養肉に関して得たいと思う情報について自由に記述してもらった。結果を集計したところ、2000件（人）の回答中695件（人）が「安全」で全体の3割を占めた。これは「味」「値段」「栄養価」など他の単語を大きく上回った。

やはり私が感じていたように、安全性に対する関心、不安が最も高いことが数字に表れていた。

日比野教授に調査結果の分析を聞こうと電話で問い合わせた。

——培養肉について「聞いたことがある」が3割という数字をどうみますか。

「同じような調査で過半数が知っていると答えている海外と比較すると、3割は低いです。そもそも日本は、先端技術の認知が行き渡るのが遅い傾向にありますから。培養肉は多くの人にとってまだなじみのない対象。遺伝子組み換え食品ほどの情報もまだ出ていないし、加工食品というイメージを持っている人もいます。3割という数字より、培養肉の利点を説明後に、『食べてみたい』と答えた割合が大きな差が付くこともなく、全8グループで増えたことに驚きました」

——「動物愛護」を知った後で、培養肉を食べたいと答えた割合が伸びた背景をどう考えますか。

「動物愛護は日本の文化的な特性が表れていると見ています。他の動物を殺して食べることに対する感受性が高い。ただし、今続けている研究で、人は二次的に与えられる情報より、元々持っている価値観に重きを置くということが分かってきました」

——安全性への関心あるいは不安はどうして一番高くなったと思われますか。

「自由回答の中に、『具体的にどのように培養しているのか』『安全性はデータが取られているのか、原材料、製造法、添加物の有無』などの記述がありました。食品添加物、ゲノム編集など新しいものが出てきたら、不安が出てくるのは普通のことです」

	情報の内容
A. 食糧危機対応	世界の人口増大に伴い食糧危機が到来することが予想されています。2030年頃から食肉も不足することが予想されています。培養肉はこの食糧危機を解決する技術になる可能性があります。
B. 環境問題対応	家畜から発生するメタンガスは温暖化の大きな原因の1つです。また家畜の飼育には大量の水と土地を必要とします。培養肉の作製では、メタンガスは発生しません。使用する水や土地も激減させることが可能です。
C. 動物愛護	現在、家畜から肉を得るため、家畜を殺す必要があります。一方で、培養肉の技術であれば、家畜を殺す数を減らせます。
D. 穀物削減	食肉を得る際、家畜の飼育には大量の穀物を必要とします。培養肉の生産では、使用する穀物を削減できる可能性があります。
E. 病原菌低減	通常の食肉では、病原性大腸菌などによる食中毒が毎年報告されています。一方で培養肉は無菌環境下で作製されるため、食中毒のリスクがありません。
F. 健康のメリット	培養肉の技術では、肉に含まれる油を健康的な油(EPAやDHAなど)に変えたものを作ることができます。
G. 技術革新	培養肉は、2000年頃から開発されています。生命科学や再生医療、組織工学の知見が開発に使われています。たとえば、三次元の形状にするための技術革新、細胞を増やしていくための技術革新が関わっています。
H. 企業参入	培養肉は日本の大手食品会社が開発しています。2030年頃から食肉が不足することが予想されており、その代替となる肉の開発が進められています。

表2　情報提示の内容（出典　『代替プロテインによる食品素材開発　植物肉・昆虫食・藻類利用食・培養肉が導く食のイノベーション』内、日比野愛子著「第1編第3章　培養肉に関する消費者意識調査」）

——環境に良い、食料危機対策になるなど利点を知っていても、理屈ではないところの不安というのはあると思いますが。

「その不安はあると思います。怖いと思われたりしている。一方で、培養肉は『環境に良い』『食料危機に役立つ』という意識は、遺伝子組み換え食品に対するものではあまり出てこなかった。『遺伝子組み換え食品と違い、培養肉はラボで作られているのできれいに感じる』などという意見もあります」

このように、培養肉についてはまだ知らない人が多く、本格的な議論は商品完成後に始まると思うので、現時点で私が軽々に評価することはできない。

培養肉が今後、科学的に安全性が証明されて商品として販売されたら、とりあえず私は食べてみるだろう。その際の味や歯ごたえにより、どのように自分が感じるかは未知の世界である。食の好みや習慣は個人的、文化的、保守的なものであり、本来新しいもの、食べ慣れないものには慎重になったり、拒否反応を示すことは誰にでもある。ましてや、細胞からつくる肉、という「未来の肉」については、研究開発する側、商品を売る側がその意義と背景、製造方法、安全性などに関する情報公開と、一般の人に対する分かりやすい啓発活動が必須《ひっす》であろう。

「培養肉は動物の苦しみを減らす」

ところで、ヴィーガンの人は培養肉をどうとらえているのだろうか。以前、何度も取材させてもらった「ヴィーガン歴22年」という岡田千尋さんに聞いてみた。岡田さんはＮＰＯ法人アニマルライツセンター（ＡＲＣ）の代表理事を務めている。

――培養肉は動物の細胞を使っているとしても、畜産動物を大量に飼育して殺す食肉と比べれば、培養肉生産に伴う動物の犠牲は非常に少ないものだと思います。岡田さんはどうお考えですか。

「動物の苦しみを減らす上で大きな役割を果たすので、基本的に良い物ととらえています。ただ、さまざまな代替肉が出てきている中で、今はあまり画期的な技術ではないように感じています。というのも、培養肉について初めて知ったのは20年程度前で、そのときものすごい技術だと思ったことを覚えていまして、もっと早くに開発されても良かったのではないかと。むしろ私は培養肉より、植物性タンパク質やマイコプロテイン（糸状菌で作られる代替タンパク質の一種）を薦めます。なぜなら培養肉は動物の肉であり、動物を食べるという呪《じゅ》縛《ばく》からは解き放たれてないからです」

――培養肉が市場に流通すれば、どのような利点がありますか。

「代替品があると、畜産業界にアニマルウェルフェアを求めたり、市民にヴィーガン生活を推奨したりする運動は、一気にやりやすくなります。飼育方法や食肉解体方法を改善することは、これまで明確な代替手段がないから難しいのだと考えています」

――もし日本で培養肉が商品化されたら、岡田さんは食べますか。

「私は食べません。ヴィーガンになって10年以内だと培養肉を食べられたかもしれませんが、肉を20年も食べずにいるので肉の味をおいしく感じなくなりました。鶏のだしを取ったり、卵を焼いたりする臭いも死体を焼いている臭いと同じで、吐きそうになります」


岡田さんの「肉は死体を焼いている臭い」という表現は強烈だが、動物を殺《あや》めること自体が嫌な人にとっては、そのように感じられるのだろう。培養肉に関しても、社会的な見地からは賛成だが、たとえ細胞から作る代替肉でも動物の肉であることには変わりはないから自分は食べない、という考え方にも合点がいった。

というのも、他のヴィーガンの知人女性が以前話してくれたことを思い出したからだ。

「もう私、動物の肉は必要なくなった。食べたいとも、おいしいとも思わなくなったので」

つまり、肉を食べたいのを我慢しているのではなく、純粋に植物性食品で満足している人にとって培養肉は動物を救うし、地球環境のためには賛成する。しかし、「自分は食べたくない」というのが本音なのだろう。

世界の肉市場シェアの6割が代替肉に

市場調査の矢野経済研究所は、2020年における代替肉（植物・培養肉）の世界市場規模（メーカー出荷ベース）は、約2570億円と予測。これが10年後の30年には約1兆8720億円、約7倍に増えると推測している。

大手コンサルティング会社ATカーニーは、世界の肉市場（畜産・植物・培養肉）のシェアは、25年時点では畜産肉90％、植物肉10％、培養肉0％だが、40年には畜産肉は40％に下がり、植物肉が25％、培養肉が35％と代替肉が6割を占める、と驚異的な予測をしている。

市場はどう成長していくのだろうか。第一章でも紹介した『フードテック革命』の著者の1人で、最先端の食ビジネスに詳しい田中宏隆《たなかひろたか》シグマクシス（東京都港《みなと》区）常務執行役員に話を聞いた。

――代替肉市場規模は今後どこまで成長しますか。

「さまざまな食ベンチャー企業幹部に聞くと、約200兆円の食肉市場の規模で、『そんな

（1兆〜2兆円）規模で収まるはずはないよ』と返ってきます。代替肉開発をするメーカーのターゲットは、ヴィーガン、ベジタリアンだけではなく、一般の人がこの先も肉を食べ続けられるようにすることを目指していますから」

「世界人口が100億人に膨らむ時代に中間層が増えると、『もっと牛肉を食べたい』という欲求が高まる。そうなると、『地球が2個、3個あっても足りません』という食肉不足が必至になり植物肉などでまかなおう、ということになります。今後は、ベジタリアン、フレキシタリアンというライフスタイルが珍しくなくなり、菜食主義のアスリートも増えるでしょう」

——現在、代替肉は割高感がありますが。

「代替肉が普及すれば、大量生産によって安くなります。今後さらなる新規参入が見込まれ、200兆円の食肉市場のうち40年までには代替肉は20〜30%程度、50兆円程度までは成長するとみています」

——たしかに日本でも、大手の食品・食肉メーカー、コンビニチェーン、ベンチャー企業など、代替肉を手掛ける企業はどんどん増えています。

「各社は今、どの食品に力を入れるのか見極めている所です。販売されている食品の中にも、代替ハンバーガーでおいしい物がある一方、大豆臭が残る物もある。ただし、すさまじく高い日本の開発力を駆使すれば、すごくおいしい代替肉食品は出てくるはず。

そもそも日本人は豆腐をはじめ、大豆食品をタンパク源として日常的に食べているし、精進料理もある。そういう食文化がある中で、日本は代替してまで食べたい食材を作るのか、あるいはまったく別のジャンルの食品を出していくのか。米国はソウルフードである代替ハンバーガーで勝負に出た。日本人なら、例えばラーメンでチャレンジするのも一案です。売り出し方も、（健康や植物性素材を前面に出さずに）消費者が新商品を食べた後に『おいしかった。気が付いたら大豆肉だった』と自然に受け入れていくのが理想だと思います」

——培養肉については、シンガポール政府が20年12月に米スタートアップのイート・ジャストが生産する鶏の細胞培養肉の販売を許可し、世界で初めて代替タンパク食品にゴーサインを出しました。現在同社のチキンナゲットがシンガポールで売られていますね。

「シンガポールやイスラエルで培養肉の一部販売と開発が進んでいますが、全体的にまだ試作品を作りつつ、どうやってコストを下げて拡大していくかを模索している最中です。牛肉を生産するには、牛1頭を約2年かけて育てる必要がありますが、培養肉は2カ月でできるので、ものすごく生産効率がいい。イノベーションのスピードは速いので、25年には培養肉の価格が食肉とあまり変わらなくなるとのレポートもあります」

——安全性に不安を覚える消費者もいると思いますが。

「安全性については、作る側は『まったく問題がない』とアピールしていますが、抵抗がある消費者もまだいます。社会に浸透させるために名前も大事ではないでしょうか。『培養肉』『フェイクミート』というのはイメージがあまりよくないため、価値をうまく表現するような名称を検討する必要はありますね」

――海外では、アーモンドミルク、ココナッツミルク、オーツミルク、豆乳などの代替ミルク開発にも各社がこぞって参入していますね。

「代替ミルク市場は今すごく熱い。例えば、米のスタートアップＮｕｍｉｌｋは、自宅でさまざまな植物性ミルクが作れる家庭用サーバーを製作しました。乳卵にアレルギーがある人もいるので、植物性ミルクを飲みたい人は多く、アイスクリーム・ヨーグルトの代替市場はとてつもなく広がっていますよ」

ヴィーガンレストラン社長の夫はじゃんがらラーメンチェーンの社長

上品なセレクトショップ、スイーツの店などが立ち並ぶ東京・自由《じゆう》が丘《おか》。東急東横《とうよこ》・大井《おおい》町《まち》線の自由が丘駅から徒歩３分程度の所に「Ｔ'ｓレストラン」がある。動物性食材を一切使用せず、野菜、大豆ミートなどを使ったドリア、ハンバーグ、スイーツなどを出している。

専業主婦だった下川祠左都《しもかわまさこ》ＴＯＫＹＯ－Ｔ'ｓ社長が２００９年、「食を通して健康の大切さを伝えていきたい」との思いから開いた店である。

私が下川社長（以下祠左都さん）に会ったのは、超党派の「ベジタリアン・ヴィーガン関連制度推進のための議員連盟」（19年発足）の会合の場だった。ベジタリアン・ヴィーガン食品の認証制度作りに関する会議を取材していたとき、祠左都さんが強調していたことが印象に残っていた。

「ヴィーガンの私が外食する際、サラダや煮物ぐらいしか選択肢がなくて困った経験があります。ご飯、麺《めん》類など一つだけでいいから、満足感を得られるメニューが店にあることが大切です」

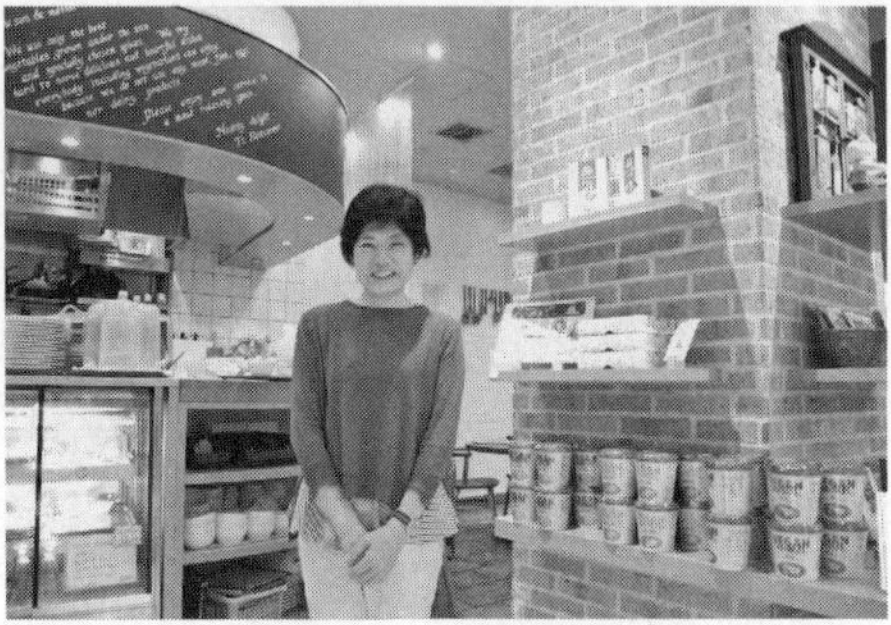
T'sレストランの社長、下川祠左都さん

実は祠左都さんの夫は、とんこつラーメン「九州《きゅうしゅう》じゃんがら」などを運営するタスグループ（東京都品川《しながわ》区）の下川高士《たかし》社長だ。私はそのことを21年にT'sレストランのサイトで知った。とんこつラーメンという、がっつり肉食系の店を夫が経営し、妻はヴィーガンレストランの社長というのが面白いと思った。

なぜヴィーガンレストランを始めたのか、ぜひ話を聞いてみたい。その前にまずT'sレストランで食べてみようとファッション系ビルの地下1階にある店に赴いた。

入り口付近にはヴィーガン食材が並んだ棚、白とレンガの壁紙で木製の椅子とテーブルが並び、家庭的で温かい雰囲気。メニューは「クリーミーベジラザニア」「欧風のベジカレー」「担々麺」など洋風、中華さまざまで目移りしてしまう。

店員さんに「お薦めは何ですか」と聞いてみたら、「ハンバーグです」とのこと。そこで、「自家製デミグラスソース」がかかったハンバーグと「ソイレーズンバター」を注文してみた。

見た目は、一般的な肉のハンバーグと変わらないこげ茶色の丸い塊にデミグラスソースがかかっている。口に入れると、大豆やエンドウ豆などからできたミンチを使ったハンバーグはあっさりした味で、野菜のうま味が感じられるソースとよく合う。ぜいたくを言えば、刻んだレンコンなど少し歯ごたえがある野菜が入っていればいいな、と思った。レーズンバターは、私が好きな豆乳クリームでできており、意外にしっかりした味で、クラッカーに付けて食べるとおいしかった。

専業主婦からヴィーガンレストラン社長に

その後、取材を申し込み、22年9月、祠左都さんと夫の高士さんに話を聞いた。

祠左都さんは、慶応義塾大文学部卒業後、勤務していたヤクルト本社で営業マンだった高士さんと出会った。高士さんは学生時代に家庭教師をやるなど、子どもの面倒を見ることが好きだったことからヤクルトを退社し、1979年、25歳の時に小中学生中心の学習塾を都内で始めた。

家計が厳しいひとり親家庭の子どもには月謝を免除するなどしていたこともあり、塾の運営基盤が危うくなってしまう。それでスタッフの生活を安定させるために、84年に高士さんの地元、熊本県玉名《たまな》市名物のとんこつラーメンから着想を得て、「九州じゃんがら」をオープンした。

祠左都さんもヤクルトを退社し、3年後に2人は結婚。2人の娘の子育てと家事を優先した。

「当時はお肉、生クリーム、チーズ、大トロなどが好物。サーロインステーキを食べるときは、娘が食べない脂肪まで食べてしまうほどでした」

そんな肉好き女子がどうしてヴィーガンに変わったのだろう。

「病気になった知人女性の話がきっかけでした。彼女は医師から『動物性食品を食べない方がいい』と言われて植物性食材の献立に切り替えたそうです。『でも夫と子どもから、おいしくないと言われて大変なの』と打ち明けてくれました。この話を聞いた私は『重い病気になってから食生活を変えるのではなく、予防のために普段から夕飯だけでも動物性食材を抜いたらいいのでは』と思い付いたのです」

すぐ植物性食材だけで料理を作れたのだろうか。

「当初は、大豆ミートなどの代替食材があることすら知らず、サラダと煮物しか作れなかった。家族からは『おいしくない』『色がきれいじゃない』と不評。私はもともと創作料理が得意で、人を驚かせて喜んでもらうのが大好きなので、いろいろ工夫を重ねました。高野豆《こうや》腐をふやかしてミキサーで粉々にしてミンチ代わりにした『ミートソーススパゲティ』を出したら、家族がびっくり。外食でもベジタリアン料理を食べたくなったのですが、当時はサラダと煮物ぐらいしかなかった。娘たちともども『物足りないね』と満たされない思いがありました」

2009年5月、次女が大学生になり子育てが一段落した53歳のとき、祠左都さんは「これからは自分のために生きよう」と思った。菜食レストランを開くことに興味があった。夫の応援もあり、自由が丘での出店が決まり、さっそくメニュー開発に取り掛かった。

初めてのベジメニューはどうやって考案したのだろうか。

「『お肉が大好き』という調理師をシェフとして雇い、ハンバーグ、パスタ、ドリア、カレーなど、大人が食べたいと思うものを植物性食材でおいしく再現することを目指しました。しかし、チキンエキスなど動物性のだしは使えない上、当時は今当たり前にある植物性だしもなかった。毎日シェフが8時間以上かけて大量の野菜を煮込んでソース作りに没頭する姿を見守りました。試行錯誤の末、牛乳とバターを使わないホワイトソースやデミグラスソースが完成しました」

大学で建築学を学び、料理も得意な女性がスタッフに加わると、立体的で色使いも美しい、洗練された盛り付けの料理が次々と生まれていった。卵、バター、生クリームを使わずにおいしいケーキもできた。

9月にオープンして約3カ月後、メニューにラーメンも加わる。

「調理スタッフが『担々麺ができました』と報告してきました。(ラーメン作りで先輩の高士さんは)『ラーメンをばかにしてはいけないよ』と言っていたのですが、その担々麺を一口食べた途端においしくて、『これ、すごいね。メニューにしたらいいよ』と太鼓判を押してくれました」

ラーメンの成功で、11年3月には、JR東京駅構内にヴィーガンラーメン屋「T'sたんたん」の1号店をオープンさせた。その後、6店舗まで増えた(うち1店舗は閉店)が、20年に始まった新型コロナウイルスの感染拡大の影響で、2店舗は一時休業せざるを得なくなった。

他の3店舗も外国人客が激減するなど厳しい状況が続いているが、祠左都さんは前向きだ。

「木の幹がしっかりしていたら何があっても倒れませんよね。幹から枝が伸び、花が咲き、人、場所、物という出会いがある。マイナス思考にならないように心掛けています。私たちの料理は健康的で環境にも優しい。食器は動物性の脂でべたべたにならず、下水道にも負荷が少ないのです」

糖尿病になった夫は菜食生活と運動で改善

祠左都さんのぶれない生き方は高士さんにも大きな影響を与えている。

高士さんは13年、57歳のときに糖尿病と診断された。身長約170センチの高士さんの体重はピーク時で100キロだったことも。血糖値などの数値が非常に高く、医師から「すぐインスリンを投与する必要がある状態」と告げられた。薬を飲むと舌がしびれるなど副作用が起きた。

それから毎日1万歩以上のウオーキングを行い、野菜中心の生活に変えた。3カ月間続けると数値はすべて正常に戻り、薬を飲む必要もなくなった。今、体重は60キロ前半を維持している。

今の食生活を聞いてみた。

「自宅で食べることが多く、野菜類とご飯が中心ですね。動物性食品はじゃんがらのラーメンの試食時ぐらいです」

身体面で劇的な変化があった13年、経営する九州じゃんがらのビジネスでも新たな展開があった。高士さんはT'sたんたんの成功を見て、「こんなにヴィーガンラーメンを求めている人がいるんだ！　じゃんがらでも応えられないか」と思い立った。そこでじゃんがら独自のスープを開発することに。九州じゃんがらの全6店舗で、「和風ゆず塩」「濃い口醤油《しょうゆ》」「熊本マー油」などそれぞれ特色のある「ヴィーガンらあめん」をメニューに加えた。各店舗の多様な味は、「天才」と呼ばれている九州じゃんがらの開発担当者が、T'sたんたんのノウハウを生かしながら、独自に編み出したものだ。

私も勤めている会社近くの銀座《ぎんざ》店で時々食べている。化学調味料に頼らずに作られただしは、野菜のうま味が感じられ、ソイチャーシューも食べ応えがある。卵不使用の麺もこしがあっておいしい。スープもじっくり味わいながら飲んでいる。

独自に生み出したヴィーガンらあめんの秘訣《ひけつ》を知りたくなり、後日、高士さんにメールで質問した。すると、高士さんは開発担当者に聞き、スープやかえし（スープで割る前のタレ）の作り方について、次のような丁寧な説明をしてくれた。その一部を紹介する。

「『濃い口醤油』は、オーソドックスなしょうゆをもとに甘みと深みが出るようなかえしを作りました。スープは数種類の香味野菜を用い、しょうゆの味がよりこくのある味に。『熊本マー油』は、数種類の野菜をとんこつスープさながらに白濁するように煮込み、かえしとなるしょうゆには白しょうゆを用い、さっぱりとした味わいを目指しました。仕上げにトッピングするマー油（ニンニクなどの香味野菜をラードで揚げて作った油）は、『九州じゃんがら』で使用している物を植物性の油で再現し、スープとのバランスを保つような濃度で仕立てました」

それぞれのスープやかえしに、こんなに細やかな工夫をされていたとは……。私が銀座店で食べていたのは、「濃い口醤油」だったようだ。高士さんによると、「それぞれスープが違うので、じゃんがらヴィーガン巡りをするお客様もいらっしゃいます」とのこと。私も他の店を巡って、食べ比べをしてみたくなった。

高士さんは21年3月、JR原宿《はらじゅく》、地下鉄明治《めいじ》神宮《じんぐう》前〈原宿〉の駅近くのビル2階に「ヴィーガンビストロ　じゃんがら」をオープンした。

私はこの年の7月の昼間、知り合いのヴィーガンの人たちに連れられ、初めて同店を訪れた。モスグリーンの壁の落ち着いた店内で、大きな窓からは表参道を見渡せる。5人でソイ

（大豆）ミートの焼肉、メキシコ料理のケサディーヤ（植物性チーズ入りのトルティーヤ）、麺類などを頼み、シェアして食べた。

焼肉の「ジュージューグリル」は、しょうゆかみそのたれを選び、店員が熱々の鉄板皿のソイミートに目の前でたれを掛けてくれる。香ばしいソイミート、モヤシなどの野菜、ご飯にたれがよく合う。

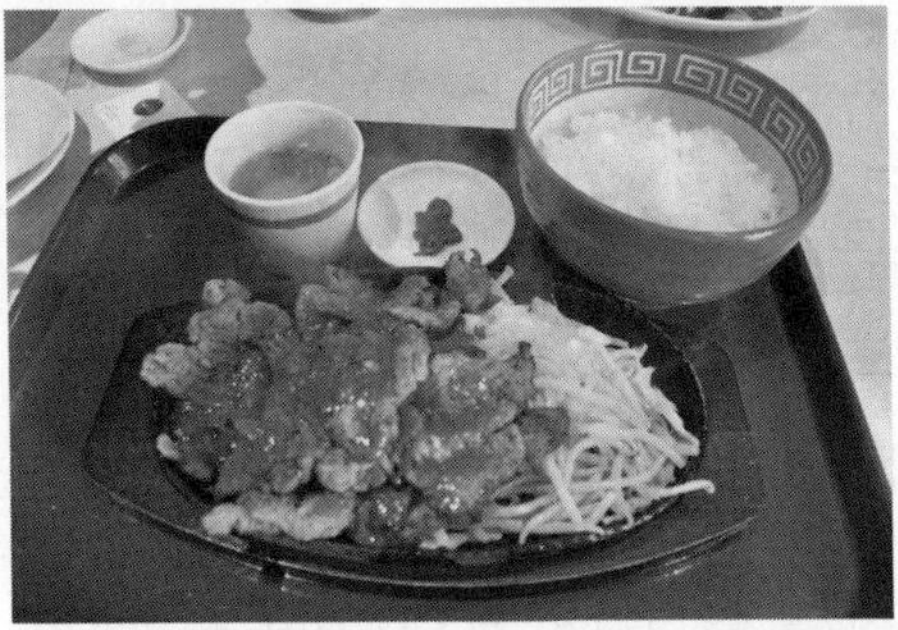
「ヴィーガンビストロ　じゃんがら」のジュージューグリル。ボリュームもあっておなかも満足

「久々に焼肉を食べたよ！」とヴィーガンの人たちもうれしそうにムシャムシャ食べていた。デザートには、ラズベリームースショコラケーキ、豆乳プリンなどを食べた。店内には若い男女、外国人らがちらほらいて、ビール、ワインなどもそろえており、おしゃれな居酒屋といった感じだった。

この場所には以前、九州じゃんがらの店舗があったが、コロナ禍で閉店した。高士さんは「日本でも今少しずつヴィーガン料理が広がりつつある。和洋中のメニューで若い世代、外国人も楽しめるような店」として、「ヴィーガンビストロ　じゃんがら」を開店することを決めたそうだ。

――メニュー作りは、どのように進めましたか。

「流行に敏感な娘と妻、そして肉好きスタッフ全員で試食し、『おいしい』『おいしくない』と忌憚《きたん》のない意見を出し合って、メニューを決めました」

――祠左都さんの影響は大きいですか。

「はい、価値観も大きく変わりました。長年一緒に生活してきた中で、妻を人間としてリスペクトし、すべて応援してきました」

――ヴィーガンについての考え方は変わりましたか。

「以前はヴィーガンのことを『宗教上の理由で（肉を）食べない人』などと決めつけ、よく理解していませんでした。まず自分が健康でないと幸せになれません。仕事も遊びも友人との交流も何もできません。肉類が苦手な子どももいますから、肉なしでも植物性食品で十分健康でいられることを若い人にも伝えたいですね」

互いを尊敬し合い、仕事もベストパートナーとして歩む祠左都さんと高士さん。私には、健康という共通の理念に向かって二人三脚で店を築き、理想的な夫婦と映った。2人が優秀なスタッフと一緒に、おいしいメニュー作りの努力を重ね、クオリティーの高いものを出してきたからこそ、コロナ禍の苦しい中でも続いてきたと思う。今後も国内外の人をあっと驚かせるようなヴィーガンメニューを期待したい。

最近は、スーパーやカフェでも豆乳、アーモンドミルク、オーツミルクなど牛乳以外の商品が増えてきている。

個人的には、ミルクにとどまらず乳製品の味と変わらないレベルの植物性あるいは培養のバターやチーズが開発されればいいなぁと思う。自然食系の飲食店の検索サイト、ベジウェルでは、ヴィーガンやベジタリアンのレストランは1460店舗が掲載されており（22年11月1日現在）、「詳細なデータは集計していないが、店舗数は一昨年から増え続けている」（運営会社）としている。

ここまで、植物肉のスタートアップ、培養肉開発の研究者、ヴィーガン飲食店の経営者という、それぞれの分野で活躍する人々の思いを伝えてきた。立場は違っても、環境や健康に対する真剣な思いがあり、それぞれがおいしい食品、売れる商品を生み出すために試行錯誤し、日々奮闘していることを知ることができた。

では、ヴィーガンとして生きる人はなぜ今のライフスタイルを選んだのか、どのような食生活を営んでいるのだろうか——。第一章でも1人を紹介したが、第三章では、20代から50代までの起業家、市民運動家、アスリートら多様な人々に迫ったインタビューをお届けする。

第三章

なぜヴィーガンになったのか

愛犬の死をきっかけに――川野陽子さん

そもそもヴィーガンを貫いている人は、どうして今の生き方を選び、どんな食生活を送っているのだろうか。気候変動や環境破壊の問題を知ったから？　動物保護や動物の権利（動物には尊重され、人間に危害を加えられない権利があるという考え方、哲学）運動に目覚めたから？　健康に気を付けているから？　第一章で紹介した北穂さんは動物保護、第二章で紹介したT'sレストランの祠左都さんは健康志向からだった。

このような問いを胸に、私はさまざまな立場で活躍しているヴィーガンに話を聞くことにした。本章では、ヴィーガン食の普及啓発をしている川野《かわの》陽子《はるこ》さん、ヴィーガンレシピのサイト運営をしている工藤《くどう》柊《しゅう》さん、ヴィーガン食を広める市民活動をしている小城《こじょう》徳勇《のりお》さん、プロのマウンテンバイクライダーの池田《いけだ》祐樹《ゆうき》さんの4人を紹介する。

最初に紹介するのは、ヴィーガン・ベジタリアン食の普及活動を行うNPO法人ベジプロジェクトジャパン（ベジプロ、東京都）代表の川野陽子さんだ。川野さんのことを知ったのは、2019年11月に与野党の超党派議員（事務局長・松原仁《まつばらじん》衆議院議員）による「ベジタリアン・ヴィーガン関連制度推進のための議員連盟（ベジ議連）」が発足した意見交換会の場だった。第二章で紹介した下川祠左都さんと出会ったのもこのときだ。

ベジタリアン・ヴィーガン食材には公的な認証マークがない。そこで同議連は、日本農林規格（JAS）認証制度の新設を目指して農林水産省、NPO法人日本ベジタリアン協会、食品メーカーなどと共に策定作業を行ってきた。2022年10月にヴィーガン・ベジタリアン食品のJASは施行された。

川野さんは京都大在学中、大学の食堂に動物性食材を使わないベジメニュー導入を実現させ、社会人になってからはベジプロ代表としてヴィーガンの民間認証制度を始めた。ベジ議連を取材していた私は、名刺交換した際に川野さんが「これは、ベジプロ作成のベジ・ヴィーガン飲食店マップです」とマップを渡してくださり、快活に内容を説明していたことが印象に残っていた。

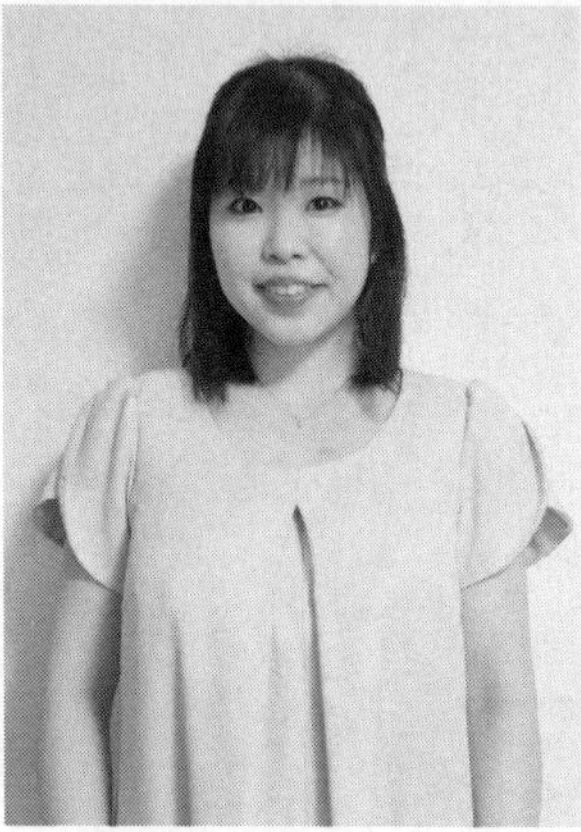
ベジプロの川野陽子さん

川野さんは子どものころから動物が好きだったという。

「動物を食べないで済むなら避けたいと思っていました。ただし若いときは知識も乏しく、『動物性食品を食べないと健康に支障をきたす』と思い込んでいて、普通にかつ丼などを食べていたのです」

転機が訪れたのは大学2年生のとき。大阪の実家で飼っていた犬が12歳で死んでしまった。「ずっと一緒に楽しく過ごしてきた犬でした。雑種なので長生きするだろうと思っていたけれど……」

悲しみのあまり落ち込んだまま1カ月ばかり経ったとき、保護犬活動をしていた近所の女性が「泣いてばかりいないで犬を助ける手伝いをして」とチワワを連れてきた。

「その犬は、ずっとケージに閉じ込められ、販売用の子犬を産まされていましたが、体がぼろぼろになり繁殖に使えない、ということで処分される直前にレスキューされました。その後も（物音など）何に対しても怯《おび》えているような犬だったのですが、あるとき私が泣いていたら同情するような瞳《ひとみ》でじっと見つめてくれたのです。あらためて犬の優しさを感じました」

これを機に川野さんはペット産業の裏で虐待的な扱いをされたり、保健所で殺処分されたりしている犬猫の問題について調べ、大学内で講演会などを始める。そのうち仲間の1人からこう打ち明けられた。

「牛、豚など家畜だって犬と同じ動物。私はベジタリアンになった」

これを機にさまざまな情報を集めた。「動物を食べないと健康的ではない」という固定観念が必ずしも正しくないこと、畜産動物の扱いをめぐる想像を超えた事実、そして植物性のおいしい料理がたくさんあること——こうしたことを知り、ほどなくして動物性食品を食べるのを止めようと決めた。大学4年生のときだ。

決意したとはいえ、そう簡単に食習慣を変えられたのだろうか。

「まず週に3回、動物性食品を抜くことを目標にしました。弁当を作ったり、大学周辺の菜食の店で食べたり。外食した時に豆腐の上にジャコが載っていたり、肉類が入っていたりしたら、その日はノートに『F（Fish、魚）』『M（Meat、肉）』と記しました。3カ月ぐらいで肉も魚も要らなくなりました」

なるほど、いきなり毎日ではなく、週3回ヴィーガンか。それにしても毎日ノートに動物性食材のことを記録するとは……。思いの強さが伝わってくる。

ヴィーガンになると、他の学生から「野菜だって命だ」「1人が肉食を止めても意味がない」「人がいなくなればよいという意味か」などと非難されることもあったという。それに対してどう答えたのだろう。

「私は『動物を育てるのに何倍もの植物が必要で、植物も大切にしたいから肉食をしない』『私が国の統計などを基に計算したところ、1人が週に1日肉食を止めるだけで、例えば牛、豚、鶏だけでも約100の命を救うことになり、意味があるよ』と答えていました」

その後、同大大学院農学研究科に進んだ。バイオマスを使った環境負荷に関する基礎研究をしていたが、海外で学びたい気持ちも強く、休学して1年間ベルギーの会社でインターンとして働いたこともある。

「現地企業の食堂にはベジメニューがありました。パーティでもヴィーガン用の食事が用意されていたり、周囲から『いいことしてるね』と褒められたり。日本にいたときはネガティブに受け取られることが多かったので、対応の違いに驚きました」

川野さんが留学した約10年前のベルギーでは、すでにヴィーガンが受け入れられていたという事実に私は驚いた。日本では、今も一般的に「ヴィーガン」に対しては「偏屈な人たち」「周囲に合わせない、わがままな人たち」などと非難する声を聞くこともあるので、欧州とは大きく違う。

帰国後は、仲間3人とサークル活動「ベジプロ」を立ち上げ、学食にヴィーガンのメニューを加える活動に取り組んだ。学食の担当者と頻繁に会い、とうとう大豆ミートの空揚げ、ショウガ焼き丼、ベジカレーなどを学内七つの食堂すべてに導入することに成功した。

「その後も学食にメニューとして残っています。おいしければ、誰でもヴィーガン食を食べるのです」

それにしてもすごい行動力だ。

14年に食品会社に就職後、一橋大の学生から「学食にベジメニューを入れたい」と相談を受け、支援して実現させたこともある。

ポール・マッカートニーのインタビューを実現

川野さんは15年、元ビートルズのメンバーで、ミュージシャンのポール・マッカートニーの来日公演が決まったとき、本人にインタビューを申し込んだ。ポールはイギリスで、週に1回は肉食を止めようと呼びかける運動「ミートフリーマンデー」を始めた人でもある。なんとポール側は承諾し、岡田千尋NPO法人アニマルライツセンター（ARC）代表理事ら3人とインタビューを行い、インターネットに動画を配信した。

私は取材でこのエピソードを聞きながら、この話をどこかで聞いた気がした。ぼんやりとした記憶だが、岡田ARC代表理事から、ポールとのインタビューが実現したとのメールが送られていたな……。当時は動物実験や畜産動物の取材には力を入れていたものの、ヴィーガンまで広げる気持ちはなかった。世間一般の関心も高くないので記事にならない、と判断したように思う。

取材後、インターネットでこの動画を見てみた。ポールはベジタリアンになった理由をこう説明していた。

「家族と子羊の料理を食べているときに自分の農場の羊の親子が楽しそうに過ごしていたのを見て『あの生きている羊も皿の上の死体も同じ命だ』と気付き、肉食を止めた」

川野さんはこのインタビューを機に、「私も人生を突っ走ろう」と会社を辞めてベジプロに専念し、NPO法人にした。今は、動物性食品を一切使っていない「ヴィーガン認証」を作ったり、企業などに対してヴィーガン製品や事業のコンサルティング、監修、講演などを行っている。

ベジプロへの相談はどのくらいあるのだろう。

「企業から多いときで1日10件程度の問い合わせがあります。最近は外国人観光客らを対象にした商品や事業の相談に限らず、サステナブル（環境に配慮した持続可能）な価値として注目する企業からの依頼も増えています。自治体も少しずつ注目し始めてることを感じます」

ちなみに普段は何を食べているのだろうか。

「朝食はご飯、みそ汁、昨晩の残り物、昼食はヴィーガン弁当を買ったり、ヴィーガン対応のある飲食店に行ったり。インドカレー屋は必ずベジメニューがあるので卵と乳を除いて頼んでいます。夕食には、大豆肉などの加工品をよく使っています」

「みそ汁」が話に出たので、気になっていたことを聞いてみた。おいしい野菜だしのみそ汁をたまに外食で味わうのはいいが、日常的にはかつおだしなど魚介系のだしがないと物足りなく感じることはないのだろうか。

「野菜のだしでも、動物性のだしとそん色ないだしを作ることができます。4月に東京都新宿区と北区の区役所の食堂で、期間限定のベジメニューが出たことがあり私も行きました。みそ汁は全メニューで野菜だしだったのですが、皆さんいつも通り食事をされているように感じました。だしの味にこだわりがある人はいるので、自分に合うおいしい野菜だしを見つけてもらえば」

夫はフランス人で、出会ったきっかけは、彼がベジプロのことを取り上げたフランスのネット記事を読み、「手伝いをしたい」というメールを受け取ったことだったという。

20年に長女を出産。子どもの食育については、「学校や生活環境に左右されると思うので、娘と話し合いながら考えていこうと思っています」と話す。

ヴィーガンを普及するために、どのような点に注意して活動しているのだろうか。

「一般の人にいきなり肉を食べるなと言っても、なかなか難しいので、雰囲気作りが大事。相手が関心を持ちそうな話を関連付けながらヴィーガンの利点を紹介しています。企業の担当者からは『初めはインバウンド需要のことしか頭になかったけれど、川野さんと話をする中で、肉食が地球環境と深く関係していることを知りました』という感想をいただくことがあります。いろんな人が『地球環境や動物のために自分も肉を減らしてみようかな』と思うような社会を目指しています」

愛犬の死を機に愛護動物、そして食用にされる畜産動物へと視野を広げ、ヴィーガンになった川野さん。私は、彼女が世間一般の「安定」や「常識」に振り回されず、自分の感性と信念を大事にして「今だ」と思ったときに、すぱっと人生を方向転換していく姿をまぶしく感じた。その柔軟な力で、さらに多くの企業や自治体などを巻き込み、ヴィーガン食導入を推進していくと思う。

ヴィーガンのレシピサイト、宅配で起業──工藤柊さん

次に会ったのは若手起業家で神戸大2年生の工藤柊さんだ。19年に、ヴィーガンレシピの投稿サイト「ブイクック」を開設。20年には『世界一簡単なヴィーガンレシピ』(神戸新聞総合出版センター)を出版した。私はヴィーガンに関する新聞記事で彼のことを知り、「へえ、レシピサイトを運営するような男子学生がいるんだ」と興味を持ち、コロナ禍でオンライン取材をしたことがある。

21年5月、工藤さんに改めて話を聞くために、東京・代官山《だいかんやま》で待ち合わせた。初めてリアルに会った工藤さんはほっそりとして、少年のような純粋さを感じさせる若者だった。

お昼時だったので、工藤さんがSNSで見つけたメキシコ・野菜料理店「パラタコ」でランチを一緒に食べることに。エスニックな雰囲気の店内で、2人共、ベジメニューの中から4種のタコス盛り合わせを注文した。

タコスの皮はオレンジ、黄色などカラフルでそれぞれ味が違い、適度にもっちりしている。具材は、チリビーンズ、ナスの煮物、ニンジンとゴボウのきんぴら、豆腐、アボカドなどの和風、洋風の具材と皮の相性が絶妙だった。

ベジタコスを楽しんだ後、コンブ茶のドリンクを飲みながら、まずヴィーガンになった経緯を尋ねた。

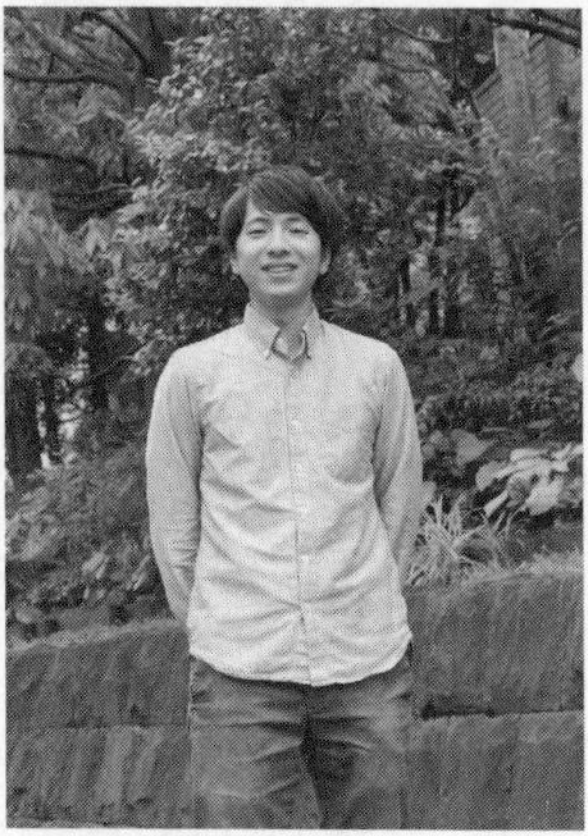
ブイクックの工藤柊さん

人間の行動のしわ寄せが動物に

「元々貧困、紛争などの社会問題に関心があったのですが、高校3年の秋、通学途中に路上で車にひかれた猫の死がいを見て、人間の行動によって動物にしわ寄せがくるのは嫌だなと感じました。帰宅後すぐに動物関連のネット記事を検索して、まず犬猫などペットが年間何万匹も殺処分されていることを知りました。次に食用の動物のサイトも検索し、狭い所に詰め込まれて飼育されている工場畜産の実態を知りました。さらに飼育するのに多くの穀物や豆類、エネルギー、農地開拓のための森林伐採が必要で、地球温暖化の大きな要因の一つであることも分かりました」

たった1日で地球温暖化まで検索して読みこなすとは……。物事を深く知りたい、という探究心が旺盛《おうせい》なのだろう。

さらに次のように、食肉処理数の計算までやったという。

「当時の犬猫の殺処分は年間約8万匹だったのですが、豚の食肉処理数は年間で約1600万匹、毎月平均130万～140万匹、1日当たり4万匹以上でした。たった2日で犬猫の年間処分数を超えてしまう。これに牛、鶏などが加わるとものすごい数になります。畜産動物として生まれただけで死ぬことが決まっているという不条理に一番ショックを受けました」

このとき、ヴィーガンという言葉も初めて知った。

「その日のうちに動物性食品を止めようと決めました。母親に話すと初めは『何で?』と驚いていましたが、否定はしなかったですね。ただ、母は何を作っていいか分からず、1カ月ぐらいは塩おにぎりばかり握っていましたし、おかずも野菜を煮たり炒めたりしていました。

そのうち、スーパーで油揚げなどの大豆製品を買って使えばいいことが分かっていきました」

工藤さんの行動を見た妹の鈴さんも、ほどなく自分で肉食の問題を調べ、「私も今日からやるわ」とヴィーガンに。現在、大学生になった鈴さんは、ヴィーガンスイーツ（菓子）を作るのが得意で、おしゃれな手作り菓子をインスタグラムに載せて楽しんでいるという。

友人の中にも工藤さんから影響を受けてヴィーガン生活を始めた人もいたが、日本ではヴィーガン用の食材・飲食店が少なく、主義を貫くのはなかなか難しかったようだ。ある日、友人から「私、ヴィーガンやめるよ」と涙を流しながら告げられたとき、工藤さんは「ヴィーガンを実践したい人が簡単に始められる環境を作りたい」と強く思った。

大学入学後、畜産動物の飼育現場を自分の目で確かめようと鶏舎と養豚場を見学したこともある。

「母豚がストール（妊娠の確認などを理由に母豚をほぼ体と同じ大きさの檻に長期間入れている）に閉じ込められていて、そのストールに蜘蛛《くも》の巣が張っていたのを覚えています。豚も鶏も死んでほしくないと実感しました」

活動はまず自分が通う大学で始めた。留学生3人を含む5人で、学食にベジメニューを入れることに取り組んだ。当時七つの食堂のうち、菜食があったのは1カ所だけ、しかも野菜炒めしかなかった。ヴィーガンのギョーザ、肉みそうどん、空揚げの三つを約1年かけて入れることができた。

「学食のあとは、『もう少し規模の大きいことをしよう』と考えました。『生協の父』と呼ばれる、日本協同組合同盟初代会長の賀川豊彦《かがわとよひこ》さんに心を動かされました。一人一人の力は弱くても、みんなでお金を出資し合い、力を合わせて日本全体を変えていくという考え方に共感しました。自分も組織を作ろうと思いました」

NPOを設立し、ヴィーガン食の宅配サービスを

思い立った工藤さんは、神戸・元町《もとまち》のヴィーガンカフェのオーナーと知り合い、半年間カフェ店長を務めて、メニュー作りや集客などのノウハウを学んだ。その傍ら、北海道から沖縄まで各地を行脚して組織作りの賛同者を集め、18年に70人でNPO法人を設立。

19年にはヴィーガンレシピの投稿サイト「ブイクック」を開いた。このサイトには、料理が得意な人たちによる主食、副菜、菓子など多彩な3000以上のレシピが掲載され、現在約18万人のユーザーがいる。

20年、「自分にもメンバーにも給料を払えないと持続できない」と株式会社ブイクックを起こした。現在、社長の工藤さんら正社員と業務委託を含むスタッフで運営している。21年

10月には、ヴィーガン食品の通販サイト「ブイクックモール（現ブイクックスーパー）」を開設した。総菜、チーズ、ラーメン、スイーツなど約300商品が販売されている。

私もブイクックモールで「米粉のガトーショコラ」というチョコケーキを買ってみた。北海道のヴィーガンカフェが作っているものだ。有機の豆乳、米粉、カカオマス、アップルビネガーなど厳選された上質の原料が使われている。しっとりした食感で、甘さは控えめ、優しい味だった。

――ブイクックは理念を「ハロー（Ｈｅｌｌｏ）！　ヴィーガン」としています。どんな意味を込めたのですか。

「目的はヴィーガンを選択する人が増えることです。ただし日本の現状を考えると、世界中で唱えられている『ゴー（Ｇｏ）！　ヴィーガン（ヴィーガンになろう）』だけでなく、『ハロー』と迎え入れる環境作りも重要だと思っています。以前は僕も畜産業の実態などをＳＮＳで訴え、ヴィーガンになろうと呼び掛けていました。でも、今の日本ではヴィーガンに対応した店舗も非常に少ないし、『やるぞ』という強い意志がないとできません。『やりたいけれど、どうすればいいのか』と悩んでいる人もいるし、僕も友人に『やってみるといいよ』と強く勧めづらい。だから、少しでも関心のある人が誰でもヴィーガンを気持ちよく選択できるような環境整備をしたいです」

──今後のヴィーガン市場をどう展望していますか。

「今、日本ではヴィーガンが2・1%、ベジタリアンが4・8%、フレキシタリアン（植物性食品中心だが、時には肉、魚も食べるという柔軟な食生活を送る人）が16・8%。中食市場だけでも、これら3タイプの人を合わせると計約1兆223億円の市場規模があり、事業としても大きな可能性があります」

──工藤さん個人はどんな食生活を送っていますか。

「朝食は朝7時に出社するため、時間がないときは食べないか、ブイクックデリを食べています。昼はブイクックデリかヴィーガン店で外食。デリはおいしく、栄養価もあり満足感があります。夕飯は十数分で手早く作れるパスタが多く、大好きなペペロンチーノ、ナスをたくさん入れる和風パスタ、豆乳で作るクリームパスタが得意です。カレーもよく作りますね」

SNSに投稿した自分が調理している動画を見せてくれた。パスタを手際よく調理する様子が写っていた。恋人はヴィーガンではないが、工藤さんと一緒のときはベジ料理を食べているという。

──肉食や乳製品を食べたくなることはありますか。

「もともと食に関心がないので……。ただし、シュークリームやティラミスが食べたいと思うことはあります」

22年3月、工藤さんのSNSに「神戸大学を退学しました！（中略）ブイクック社が社会にもっと大きな価値を提供できるよう頑張ります」との投稿を見た。

取材していたときは休学中で、本人は「休学期間に限りがあるので、勉強したい気持ちもあり、迷っている」と胸中を明かしていた。知識欲旺盛な工藤さんだけに、かなり悩んだのではないかとLINEで聞いてみた。

「悩みはなかったですね。大学はまた行けるけど、ヴィーガン業界の発展はまさに今なので！」

会社経営は社員も雇っており、大変だと思う。無責任なことは言えないが、仲間を集めてここまで事業を続けてきたわけだから、初志貫徹してヴィーガン食が日本社会にも根付くことを願っている。微力ながら私も応援したい。

健康志向から——内閣府職員の小城徳勇さん

若手社会起業家の後は、仕事をしながら市民活動をしている「ヴィーガン国家公務員」を紹介したい。省庁の食堂にベジメニューを導入したり、地域の子ども、高齢者たちにベジ食を提供するボランティア活動をしたりするなど、活発に動いている内閣府職員の小城徳勇さんだ。

小城さんとは2019年、環境団体の有志が開いたヴィーガン食の試食会を取材した際に知り合った。「こんな人が中央省庁にいるんだ⁉」と驚いた。そこで内閣府の食堂には小城さんの働き掛けでベジメニューが始まったことを知り、実際に取材させてもらった。マイタケ、豆腐などからできている「ヴィーガンカキフライ」のランチ。マイタケの風味と適度な歯ごたえがおいしく、満足したことを覚えている。ちなみに私はカキを食べると気持ち悪くなってしまうため、ベジのカキフライはありがたかった。

21年5月、小城さんに改めて取材を申し込み、まずはヴィーガンに興味を持った動機を聞いてみた。

「最初は健康になりたかったから。ソウルの日本大使館など韓国に5年間赴任していたときも含め、以前は肉を食べていました。ところが10年ぐらい前から、いつも体がだるく、朝起きるのがつらいし、午後はいつも眠たいなど、体調が芳しくないことが続きました。いろんな健康本を読んでみると、『どうやら肉は体に良くないらしい』ということが分かった。そこで、まず牛肉と豚肉を断ってみたら、疲れにくくなり、便通も良くなった。しかも人と違う食生活を面白く感じ、次に鶏肉をやめました。ただし卵、チーズは食べていたし、仕事の会食に魚が出てきたらそれも食べていました。その数年後、人間のために乳を絞り取られ続ける酪農や、採卵鶏のケージ飼いなどの現場の実態をＳＮＳで知り、『これはいかん』と思い、卵と牛乳も止めました」

その後、小城さんはヴィーガンを広める活動も始めた。16年には、職場である内閣府の食堂にベジメニューを入れるため、大臣官房長の部屋に日参。官房長には、国連食糧農業機関（ＦＡＯ）が06年に出した、畜産業で排出される温室効果ガスは全排出量の約18％を占めるという報告書を紹介した。

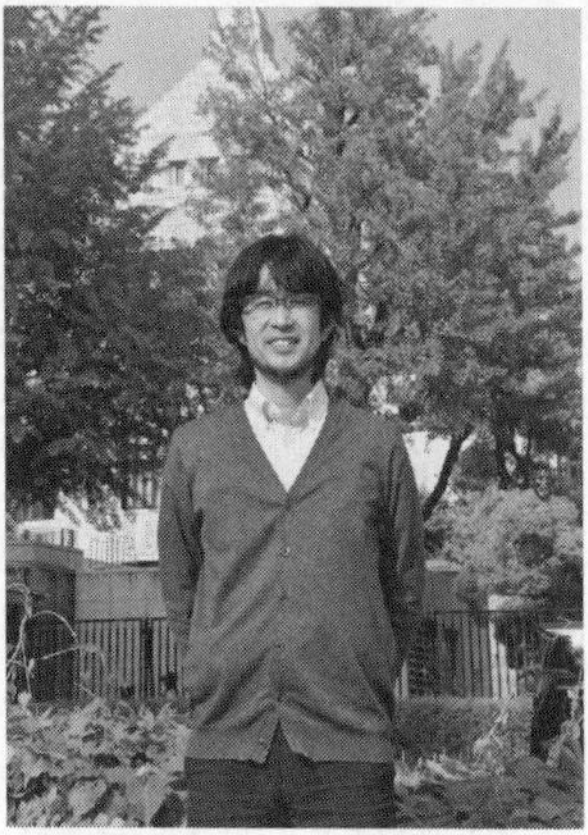
内閣府の職員、小城徳勇さん

「官房長に、『畜産物については、いずれ日本でも必ず環境問題の一つとして課題に上がります。今後インバウンドの増大でヴィーガンやベジタリアンの外国人観光客がベジ食を選べるようにする必要性も出てきます。政府が率先して取り組みませんか』と説きました。努力のかいあって、ようやく暮れに検討が始まったのですが、当初、食堂の管理部署の担当者やスタッフらは『そんなものを食べる人はいるの？』という感じでしたね」

その後、植物性食品を販売する会社のギョーザ、春巻きなどを試食してもらうなどして、17年3月に週1回の「ベジランチ」が始まった。職員らからは「意外においしい」「次のメニューが楽しみ」などの声が寄せられ、毎回完売する人気で、今は週3回提供されている。

ポールと小池知事の間を取り持つ

小城さんは、週に1回肉を食べない市民運動「ミートフリーマンデー・オールジャパン（ＭＦＭＡＪ）」の中心的なボランティアメンバーでもある。

日本では同年、第一章で紹介した日本ベジタリアン協会がこの運動を始め、その後に他の団体も加わり、現在はさまざまな団体や個人が参加するＭＦＭＡＪとして続いている。

ＭＦＭＡＪはイギリスのミートフリーマンデー本部とも連携を取っており、内閣府食堂でベジランチが実現した後、なんと同本部を創設したポールからマネジャーを通じて「おめでとう」というメッセージがメールで届いたという。

その後、ＭＦＭＡＪはポール直筆サイン入りの小池《こいけ》百合子《ゆりこ》東京都知事宛の手紙を託された。手紙には「1億４０００万人が暮らし、五輪が開催される東京で、地球環境に配慮したベジメニューを都庁で導入することを検討されますか」という趣旨のことが書かれていた。

これを機に小城さんらMFMAJのメンバーは、都庁にベジメニュー導入を働き掛けた。努力のかいあって、翌18年10月から都庁第一本庁舎の職員食堂で毎週月曜日に「野菜と大豆ミートのガパオ」など、植物性食品だけを使用した「ベジ・メニュー」、第二本庁舎の食堂ではサラダ、豆のトマト煮などの単品を毎日出すことが決まった。ちなみに都庁の食堂は市民も利用可能だ。

また、社会的に弱い立場にいる人の支援活動「ベジエイド（VEGE　AID）プロジェクト」にも力を入れている。

その一つが子ども食堂。新宿区内の「ふれあいベジ食堂」では、地域の子どもや親、1人暮らしの高齢者、留学生らに、小城さんたちMFMAJのスタッフが食事を手作りして提供している。メニューは基本的に、おかず2品、ご飯、みそ汁で、時々カレーやパスタも出している。子どもは無料、大人は300円、高齢者や留学生などは150円で、毎月第三日曜日に開いている。

ベジメニューを食べた人の反応はどうだろう。

「『え？　これお肉じゃないの？　おいしい』という感想があり、評判はいいですよ。保護者には『大豆ミートは割安だし、保存も効くし、タンパク質も豊富ですよ』と薦めています」

毎月2回の日曜日には、路上生活者に大豆ミート空揚げが入ったおにぎりの「ソイむす」弁当も配っている。さらに年に3～4回、都内のレンタルキッチンなどで「一日チャリティ・ヴィーガンカフェ」を開き、手作りヴィーガン食を低価格で提供し、売上金全額を東日本大震災の支援団体、ホームレス支援団体などに寄付している。

小城さんのSNSをのぞいてみた。すると、ほぼ毎週末のように、エプロン姿で仲間と一緒にベジ料理を調理したり、ヴィーガン系のイベントに料理を出品したり、地域でヴィーガン食について講演したりする小城さんが笑顔で写っているではないか。パワフル過ぎる……。平日働きながら週末はボラ活動、とよく走り続けられるなぁと感服した。

MFMAJは、20年6月に東京ファインフーズ（東京都中央区）が発売したヴィーガンに対応した防災パン「Vエイドパン」の監修も担当した。このパンは、卵、乳、白砂糖、蜂蜜、化学調味料は不使用、森林伐採など環境破壊の原因となっているパーム油も使っていない。卵、乳、大豆などのアレルゲン25品目を除きアレルギーを持つ人にも食べられるようにしている。賞味期限は5年。これが「おいしい」と評判を呼んだため、日常食としてのVエイドパン（賞味期限は3カ月）も12月から発売された。

　このベジエイドプロジェクトの取り組みに対し、ＭＦＭＡＪは19年に環境保護などの社会貢献活動に贈られる第7回環境省グッドライフアワード実行委員会特別賞を受賞した。ベジタリアン、ヴィーガンの団体が表彰されるのは初めてのことだという。

――霞が関の中でも異色の存在ですね。どうしてそんなに活動的なのですか。

「私は、脱藩浪人みたいなものですね（笑）。以前から社会貢献に興味があり、所属とか地位とか関係なく人に会い、駆け回ってきました。ヴィーガンとして行動すると、人にも動物にも地球にも優しいことができて、一石二鳥どころか三鳥です」

――中央官庁で働く国家公務員でありながら、ヴィーガンの啓発運動を先頭に立ってやることにはちゅうちょはありませんでしたか。

「幸か不幸か分かりませんが、本業はヴィーガン啓発と無関係で、あくまでもプライベートの活動ですから。もう少し詳しく説明すると、パリ協定締結（15年に国連で採択された地球温暖化対策の国際的枠組み）以降、プラントベース分野への投資拡大や環境意識の高まりが世界的に広がっていた中で、日本ではそうしたことがほとんど話題にならず、政府や政治家の中にも関心や熱意があまりあるように感じられず、おまけにベジインバウンド（ベジタリアンやヴィーガンの外国人観光客に対する飲食店の）対応もまったくお粗末で……。結果として、国家のイメージやビジネスなどの面で国益をかなり損ねているのではないか、という強い危機感がありました。そんなわけで、いてもたってもいられずいろいろとアクションを起こしてきた、みたいな感じです」

——小城さん自身は、普段何を食べていらっしゃいますか。

「朝食は白湯《さゆ》だけ。昼食は、月・木・金曜日は内閣府の食堂でベジランチ、水曜は気象庁の食堂でベジランチ、火曜日は弁当を持参するか、干し芋だけとか。元々少食なので。夜はご飯、漬物、みそ汁を基本にして、野菜炒め、冷ややっこ、納豆などを足したり。果物とナッツはほとんど毎日食べています。みそ、米はできるだけ自然農法でできた農薬や化学肥料を使っていないものを購入しています」

小城さんは取材時、私にデイリーVエイドパンの6種類すべてを持ってきてくださった。帰ってから「抹茶クロレラ&あずき」と「プレーン&くるみ」を食べてみた。甘みと油分は抑えめで、しっとりしていて素材の味が生かされた味だった。小城さんのような弱い立場の側に立って活動する公務員の存在に救いを感じる。

チームメートに誘われて——ヴィーガンアスリートの池田祐樹選手

本章の最後に紹介したいのは、プラントベースで活躍するアスリートの池田祐樹さんだ。

「筋肉を作るためには肉を食べないと」というのが、これまでの主流の考え方だった。だが今そんな「常識」を覆すヴィーガンのアスリートが国内外で登場している。長距離・耐久レースの第一人者であるプロのマウンテンバイク(MTB)ライダー、池田さんはその1人だ。

池田さんは、米プロバスケットボール協会(NBA)を目指してコロラド州の大学に留学中にマウンテンバイクを体験。その魅力にはまり、2009年にMTBライダーに転向した。米トピーク・エルゴン・レーシングチームに加入してプロ活動を始め、11~17年の7年間連続でMTBマラソン世界選手権日本代表として参加した経歴を持つ。

池田さんのことは、先に紹介した工藤柊さんが運営するブイクックのサイトのインタビュー記事で知った。池田さんが、プラントベースにしてから体調が良くなり成績が上がったことなどを語っていて、「こんな人がいるんだ!」と驚き、一方でアスリートとして体力などに影響はないのだろうかと疑問もわき、ぜひ話を聞きたいと

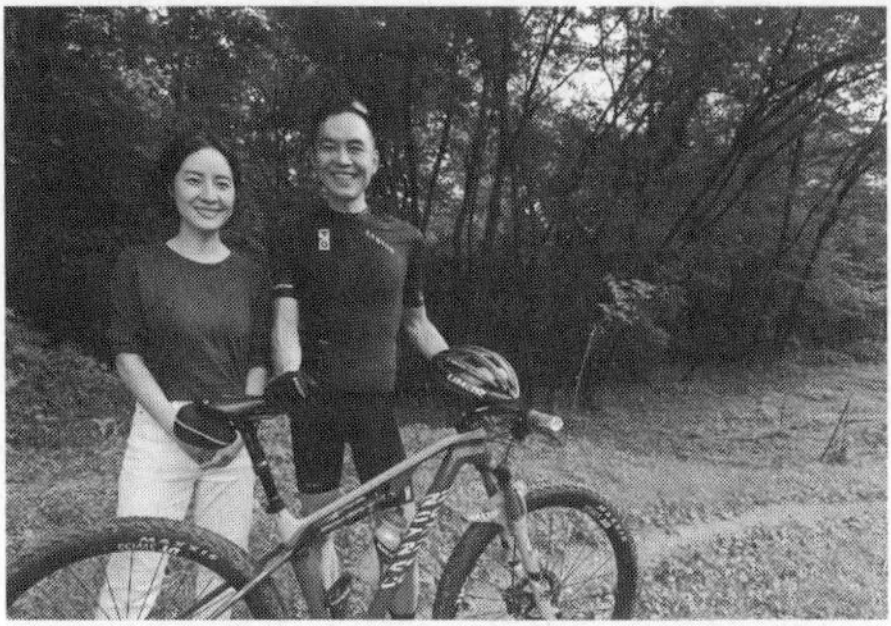
池田祐樹(右)、清子さん夫妻(撮影　大脇幸一郎)

思った。

21年7月、池田さんご夫妻が住む東京都青梅《おうめ》市のご自宅を訪問した。妻の清子《さやこ》さんは池田さんと同い年で「プラントベース・アスリートフード研究家」だ。自転車などが置いてあるトレーニング場の1階スペースで話を伺った。

体脂肪が6~8%という池田さんの腕と足は筋肉が適度に付き、ウエストはキュッと細く、お尻は小さい。鍛え抜かれた逆三角形の体だ。

「思わず見入ってしまうほど引き締まってますね」

池田さんはにやりと微笑んで答えた。

「この体は全部プラントベースでできてますから。植物性食材に切り替えてからレースの成績が伸びた上、体調も改善し、持病が治まりました」

プラントベースに切り替える以前はどんな食生活で、なぜヴィーガンになったのだろうか。

「昔は焼肉、とんこつラーメン、生クリームが好物でした。プラントベース食に切り替えたのは14年春。アメリカに住んでいた時に、チームメートだったソーニャ・ルーニー選手から勧められたことがきっかけでした。ソーニャはプラントベースに移行した結果、成績と体調が劇的に向上し、世界チャンピオンになったほどの選手。ソーニャと僕はチームの中でも特にジャンクフード好きだったので、『ソーニャが変われたのなら、自分もできるかも』と決心しました」

プラントベースの食事は、マクロビオティックのインストラクターの資格を持つ清子さんが作った。清子さんは涼やかで優しげな笑顔が素敵な女性だ。

「植物性でも満足する料理を作ろうと、豆、野菜、大豆ミートで作るギョーザ、雑穀のハンバーグなどいろいろ工夫してみました。通常のレシピの肉を植物性食材に代えてみたり。米国人チームメートも野菜類をグリルで焼いて、シンプルでおいしい料理を作ってくれました」

体のむくみ解消、花粉症は改善、初優勝も

プラントベースにして3カ月後、池田選手の体調は目に見えて変わり始めた。体のむくみは解消され、花粉症やぜんそくの症状がなくなった。同年7月にはこれまで一度も勝てなかった米国の100マイル（約160キロ）レースで初優勝も手にした。

動物性食材を食べていたときと比べて体重は平均約3キロ、体脂肪率は約2％落ちたが、ハードなトレーニングの後でも疲れが残らなくなり、優勝回数も増えた。

「特にうれしかったのは、ぜんそくの症状が出なくなったこと。30代後半に発症し、練習や

レース中に発作を抑える吸入薬が欠かせず、不調を抱えながらの競技生活で悩みは尽きなかった。ぜんそくが治まり、医師からも『気管支の炎症が見られなくなったから、薬をやめても大丈夫』と言われ、今は何の不安もなく生活できています」

ぜんそくが治まったとは。肉を断つとそんな効果があるのだろうか。私自身も気管支ぜんそくで悩まされているだけに驚いた。

清子さんからも変化が見えたという。

「夫は、練習やレース翌日の筋肉疲労がかなり減りました。以前は海外のレースを終えて帰国中によく風邪を引いていたのですが、それもほとんどなくなった。動物性食材による炎症が原因で体調不良が続いていたけれど、プラントベースで炎症が和らぎ、老廃物を排出することで改善されたのではないかと思っています」

素材のおいしさを感じる料理

池田さんの食生活を教えてもらった。

朝食は、ライ麦、オーツ麦などの全粒穀物のパンに麹《こうじ》チョコ（甘酒を使ったチョコレートのクリーム）を塗り、ブルーベリーやバナナのスライスを載せて、コーヒーと共に食べる。

「これが今すごく気に入っている食べ方。他に、レッドビーツとマカのパウダーをスプーン

1杯ずつ取っています」

レッドビーツは赤紫の根菜で一酸化窒素、抗酸化物質などが豊富だ。ボルシチの深紅色のスープに欠かせない材料でもある。マカは南米ペルー産の根菜で必須アミノ酸、ミネラル、ビタミンが豊富に含まれている。

昼食は、おもに清子さんが作る。この日の昼食を見せてもらった。カラフルなワンプレートだ。メニューは、モチムギ、ヒエ、アワなど雑穀10種類を混ぜた玄米にヘンプシード（麻の種子で、タンパク質が豊富）をまぶしたご飯、蒸したトウモロコシ、ナスとテンペ（インドネシア発祥の大豆を発酵させたもの）の照り焼き、野菜のグリル焼き、ニンジンをクミンシード、塩、オリーブオイルであえたものなど。どれも歯ごたえが良く、具材も多いので飽きずに食べられそうだった。

「夕食は、僕は基本サラダだけ。約30種類の野菜、ナッツ、黒豆のテンペにクロレラパウダーを混ぜてあります。タンパク質としては、クロレラの他にナッツ類や豆類、種子類、皮ごと食べるホールフードの野菜からも良質なものが摂取できます。お気に入りのオーガニックのバルサミコ酢を掛けて食べます。このイタリア産のバルサミコ酢がとろっと具材に絡んでおいしいですよ」

池田さんは笑みを浮かべて、色とりどりの野菜のサラダボールが写ったインスタグラムを見せてくれた。確かにかなりボリュームがあり、野菜の種類が豊富なので飽きずに食べられそうだ。

――ほぼ野菜だけでおなかは空《す》きませんか。体重管理のために夜に炭水化物は取らないようにしているのでしょうか。

「炭水化物とは『糖質＋食物繊維』のことで、ご飯やパン以外の野菜、果物、豆類、アボカド、ドライフルーツの中にも入っており、『炭水化物を少なくしよう』という意識はありません。また、むくみを防いだり、余計な脂肪を蓄えないために精製した塩、油、砂糖はあまり取らないようにしています」

――肉を食べたくなることはありませんか。

「私はゼロか100という性格。ぜんそくを二度と患いたくないという気持ちも強くある上、植物性食材で十分強くなれることが分かったから食べたいとは思わない。それだけでなく、環境破壊や動物への不当な扱いを考えると、たとえ競技をやめたとしても、食べないと思います。食事だけでなく、革製品、動物実験をした化粧品などできるだけ動物を搾取しない商品を使うように気を付けています」

――筋肉を作るには、肉が必要と言われますが、それについてはどう考えていますか。

「『筋肉を作るには肉』という定説には、経験値も含め懐疑的です。ヒマラヤ山脈で行われるマウンテンバイクレースに出場したとき、荷物を運ぶ現地ネパール人のシェルパの食事は玄米と漬物ぐらいで、肉はたまに食べる程度でした。ビーチサンダルみたいな靴で険しい山道を登る、たくましい彼らを見ていると、『肉を食べたら強くなる』というのは信じられないな、と感じました」

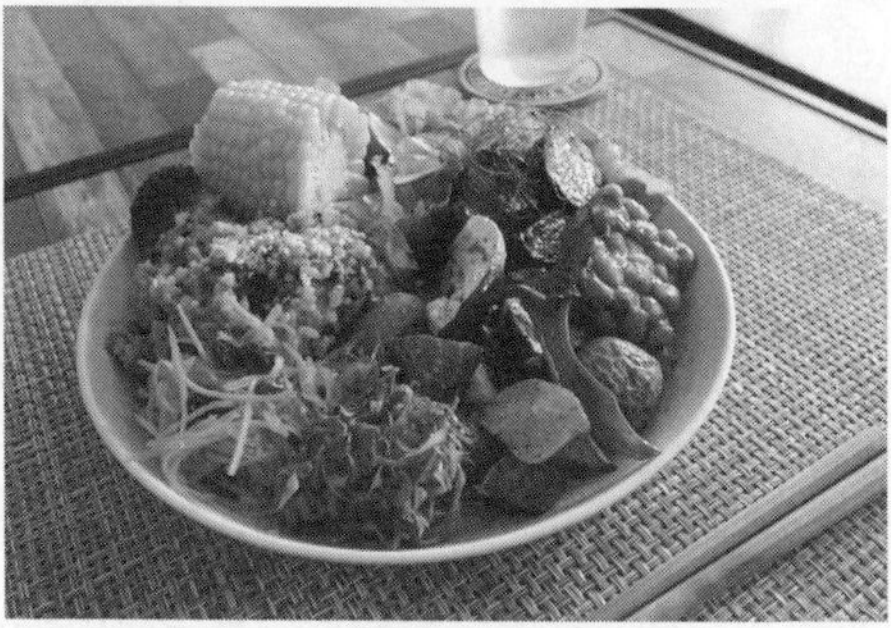
モノクロ写真なのが残念だが、色とりどりのワンプレートランチ（撮影　大脇幸一郎）

――筋肉量を増やすために心がけていることはありますか。

「以前は毎日タンパク質を摂取するプロテイン飲料を飲んでいました。今プロテインはすべて食事から取っています。昔はプラントベースの食事をしているアスリートを『サラダで力は出ないだろう』とばかにし、自分はハンバーガーやステーキを食べていた。そんな僕がプラントベースに転換した。今42歳ですが体調は30代後半よりいいし、伸び盛りという感じ。40代からトレイルランにもはまり、長距離トレイルランナーにMTBと、二足のわらじを履いています」

——清子さんは毎日、どのような料理の工夫をしていますか。

（清子さん）「旬の有機野菜の味と栄養を生かすことを心掛け、味付けは塩を中心にシンプルにしています。赤いミニトマト、黄色いズッキーニなどいろんな色の野菜を取ると、栄養のバランスも良くなります。加工食品は、加工の度合いが高くなるほど栄養素が失われ、油や砂糖、添加物も入るので、できるだけ避けています。素材のおいしさをますます感じるようになりましたので、スイートポテトより焼き芋のほうが私にとってはごちそうです」

その言葉通り、清子さんのインスタグラムには色彩豊かなおしゃれな料理が毎日登場している。

競技をやめてもプラントベースで

池田さんは非常に勉強熱心でもある。栄養と環境との関係を学ぼうと、18年には米コーネル大学の「プラントベース栄養学」のオンライン講義（6週間）を履修。このコースは生活習慣病と食の関係を考察したベストセラー『チャイナ・スタディー』（グスコー出版）の著者、コリン・キャンベル教授の研究成果に基づいている。

「食物の栄養成分を勉強するだけではなく、生産方法を知り、それが地球環境にどう影響しているのかを学ぶ包括的な内容でした。僕はかつて乳製品や肉類が大好きだったけれど、工場畜産などの状況を知り、今までの食生活を省みました」

池田さんはさらに続けた。

「今、スーパーマーケットにごまんと商品が並ぶ中、どれだけの人が本当に健康にいい物を選んでいるのでしょうか。アスリートも『あのサプリがいい』などいろんな情報に左右されています。僕はレースに勝つと『ヴィーガンなのにすごい』と驚かれますが、負けると『やっぱり肉を食べてないから弱いんだ』と言われることもあり、世間の評価は怖い。そんな日々の中で、自分の価値観をしっかり持っていれば、ぶれないでいることができます」

私は運動音痴でスポーツの取材もしたことはないが、一般的にアスリートは自分の食事の栄養やカロリーをきちんと管理していると思う。池田さんは栄養管理にとどまらず生産の方法や地球環境まで考える知的な人である。世間一般のヴィーガンに対する価値観にも左右されることなく、自分を信じて己の道を突き進んでいる。

さらに驚いたことに、妻の清子さんも、夫をより深くアスリートの視点で食事面からサポートするために14年ごろからランニングを始めた。アスリートに必要なものを体感しながら考えられるようになったという。

清子さんが言う。

「先日骨密度を計ったら、同世代の123％、20歳と比べても119％という数値が出たのです。これは私の密《ひそ》かな自慢。プラントベースにしてから、以前よりさらに野菜、海藻、ごまなどを食べるようになりましたから」

確かにSNSで見る清子さんのランニング姿は適度に締まり、美しかった。

一般的には「肉や魚はタンパク質が多く体をつくるもとになる。牛乳は骨や歯をつくる」と言われているが、それについてはどう考えているのだろう。

（清子さん）「幼い頃から数年前まで、『健康になるには、肉と牛乳を取らないといけない』と教えられ、疑問を持たずに生きてきました。でも今は、植物性食材についての正しい知識、食料危機と畜産業、大規模漁業との関係性を伝えるドキュメンタリー映像も手軽に見ることができます。つらくなるから現実を知りたくない、という人もいるけれど、真実は少しずつ明らかになりつつあると思います」

ただし、完璧《かんぺき》に菜食であるべきとは思っていない。清子さんは言う。

「完璧を目指すとストレスを感じることも。自分がどういう方向に向かっていきたいのか、目標を見失わずに継続することが大事なのかなと思います」

拡大するヴィーガンアスリート

ヴィーガンのアスリートは少しずつ増えている。インスタグラムには、プラントベースの食事を実践するアスリートが集うアカウント「ベジンジャーズ」が開設され、池田選手ら10競技以上の選手が日々の練習風景や食事、思いなどを発信している。

その中には、東京五輪女子ホッケー日本代表の永井葉月《ながいはづき》選手、東京五輪女子テニス代表の日比野菜緒《ひびのなお》選手、18年と19年の全日本選手権で優勝したフィギュアスケート（アイスダンス）の小松原美里《こまつばらみさと》選手、16年リオデジャネイロ・パラリンピック水泳代表の一ノ瀬《いちのせ》メイさんらもいる。

そんなアスリートの状況を池田さんはどう見ているのか。

「仲間ができて本当にうれしい。ヴィーガンのアスリートとして強くなり、地球にも優しく、経済（畜産）動物を減らすことができる、いいことずくめですね。広い視野で生きることができるようになったと実感しています」

爽やかな笑顔の池田夫妻に見送られて帰宅した後、私は池田さんが見たという動画配信サービス・ネットフリックスのドキュメンタリー「ゲームチェンジャー　スポーツ栄養学の真実」（18年公開）を鑑賞した。

食生活を動物性から植物性に替えたトップアスリートたちの体験が描かれ、話題を呼んだ作品だ。ロンドン五輪の自転車競技の銀メダリスト、アメリカのドッチィ・バウシュ、アメリカのウエイトリフティング新記録保持者のケンドリック・ファリスらが植物性中心の食事の効果を語り、栄養学の研究者がその効果を分析。筋骨隆々のヴィーガンアスリートがもりもりプラントベースの食事を食べて強くなり、ステーキを何枚も食べているアスリートに勝つ試合の様子は目を見張るものがあった。

本章では川野さん、工藤さん、小城さん、池田さん夫妻、そして第一章で紹介した北穂さゆりさんを含めると計6人に話を聞くことができた。北穂さん、川野さん、工藤さんは、畜産動物の扱いに疑問を持ち、魚も含め動物を食べることへの違和感や嫌悪感がヴィーガンになった最大の動機だった。小城さんも最初は環境問題や健康面での関心から肉を止めたが、その後に畜産の現状を知り卵乳製品も食べなくなった。池田選手はアスリートとして成績アップを目的にプラントベースの食生活を始め、今では夫婦共に集約型の畜産や大規模漁業が地球環境や生態系に与える影響、動物の扱いに強い問題意識を持っている。

次章では、ヴィーガンが心を痛める畜産動物をめぐる問題とは何か、アニマルウェルフェアを実践している農場の紹介も含めて、取材したことを伝えていこうと思う。

第四章

産業として扱われる動物(1)——卵を産む鶏たち

閉じ込め飼育の問題を知る

第一章と第三章で紹介したヴィーガンの人々に共通していたのは、生産効率を最優先して動物を工業製品のように扱う「工場畜産」と呼ばれる飼い方に心を痛めている、ということだった。この集約的な飼育方法について、まず鶏を例に、次の章では豚について考えていきたい。

私が畜産動物の問題に初めて触れたのは、約10年前のことだ。動物保護団体の活動を通して、養豚場の母豚が人工授精や妊娠の管理がしやすいという理由で、体の向きも変えられないほど狭い妊娠ストールという檻に閉じ込められているということ、欧州連合（ＥＵ）が２０１３年から一定期間を除き妊娠ストールの使用禁止を決定したと知った。

その後、妊娠ストールについての記事を書いた。私が所属する通信社の文化特信部では、契約する複数の地方新聞に生活・文化・芸能面の企画記事を毎日大量に配信している。私は生活班におり、ストールに入った母豚の写真入りで現状を伝えながら、ＥＵの決定にも触れて問題を提起した。

通信社が配信した記事を載せるかどうかは契約紙が決めるため、掲載の有無は自社の地方支局から送られてくる新聞紙から、各記者が手作業で見つけているのだが、私が書いた母豚についての記事は、１紙も掲載を確認できなかった。「畜産業のネガティブな側面を知らせるような記事は歓迎されないんだ」と気持ちが沈んだ。

それでも畜産動物が置かれた状況が改善されてほしいとの思いは薄れることはなく、北海道で放牧している養豚農場を取材し、新年企画記事として書いたこともあった。

そんな中、16年に生産者、研究者らでつくる団体「アニマルウェルフェアフードコミュニティ（AWFC）ジャパン」が設立記念シンポジウムを行うというので、聞きに行った。

シンポでは、動物の心身の健康を保つために環境を整える「アニマルウェルフェア」に取り組む農場の話を聞いた。

アニマルウェルフェアとは、人間が飼育する動物（畜産・実験・展示動物など）が、生まれてから死ぬまで、その動物本来の行動を取ることができ、健康かつ快適であるべきと考え、そのための飼育環境を整えることをいう。42～43ページで紹介したとおり、「五つの自由」がアニマルウェルフェアの原則となっている。

採卵鶏でいえば、自由に歩き回れる平飼いや放し飼いで、ついばみ、砂浴びなどの行動も可能な飼育形態を指す。砂浴びというのは鶏の習性の一つで、寄生虫を取るなど、体を清潔に保つために行う。人間にとって汚れを落とし疲れを取る風呂のようなものだと思う。

シンポに登壇した農場主たちは、それぞれ実践している放牧や平飼いについて誇らしげに紹介した。彼らは写真で、泥遊びをする豚、牧場で草をはむ乳牛、広い敷地で放牧されている採卵鶏（卵を産む雌鶏《めんどり》）などを見せていく。私はその生き生きした姿に驚嘆した。同時に、日本の大半の農場では、動物たちはケージや豚舎、牛舎に入れられており、動物本来の行動欲求が満たされていないことも知った。

自分自身が普段食べている畜産動物についてほとんど知らないことを目の当たりにし、「もっと現場を見て取材する必要がある」と実感した。そこでＡＷＦＣジャパンをはじめ、畜産の勉強会を通じて知り合った農場主に取材を申し込み、土日に少しずつ時間をかけ、いくつかの農場に自腹で足を運んだ。なぜ自腹なのかと言えば、会社から実験動物や家畜の記事は求められておらず、休日に自費で取材せざるを得なかったからだ。

欧米で急速に進むケージフリー

本章では私が訪ねたアニマルウェルフェアに取り組む農場も紹介していきたいが、その前にまず採卵鶏について国内、および世界の動きを伝えたい。

皆さんは日本人が年間、いくつの卵を食べるかご存じだろうか。日本では１人当たり年間約３４０個の卵を食べ、メキシコに次いで世界第2位の消費国だ。その飼い方は、ケージ飼育が94％に上る。これは、ケージ飼育率98～１００％の中国、ロシア、インド、イラン、メキシコと同じレベルである。一方、欧米ではアニマルウェルフェアの観点から、ケージ飼育を禁止する規制が導入され、平飼い、放牧を行う「ケージフリー」化が拡大している。

「ケージ飼いの何がダメなの？」

読者のみなさんは思うかもしれない。その理由の一端を示すなら、まず驚くほどの狭さだ。一般的に従来型のケージは縦横50～60センチほどのスペースしかなく、そこに6～8羽の鶏が入っている。1羽当たりの面積はB5サイズの紙程度だ。先ほど紹介したついばみや砂浴びもできず、また鶏は止まり木に止まる習性もあるが、ケージの中には止まり木はない。弱った鶏は強い鶏に押しつぶされることもある。

欧州連合（EU）では12年から従来型のケージが禁止された。1羽当たりの最低面積はそれまでの550平方センチから750平方センチに引き上げられ、ケージ飼いする場合は、止まり木、巣箱などを備えたエンリッチドケージ（改良型のケージ）が最低基準となった。

さらに21年6月、EUは家畜のケージ飼育についても段階的に廃止する方向で進めると表明。ケージ飼育の禁止を求める請願で100万超の署名が集まったことを受けての動きだ。新たな規制の対象はウサギ、アヒル、ガチョウ、ウズラ、雌のひよこなどが含まれ、23年末までに法案を提出し、27年までに規制を導入する目標を立てている。これが実現すれば、「3億超の家畜が毎年、ケージから解放されるようになる」（英国拠点の動物保護団体コンパッション・イン・ワールドファーミング）としている。

世界各国における鶏のケージフリーの割合を見てみよう。100%のスイスを筆頭に、99・2%のオーストリアの他、ドイツ、オランダ、スウェーデンなどが9割台で高い。フランス、イタリア、イギリス、アイルランド、コロンビアなどが5~7割台。農水省によると、現在2割台にとどまるアメリカでも、22年からケージフリー飼育が義務化されたカリフォルニア州を含む計9州でケージ飼いが禁止されている。

企業も大きな転換期を迎えている。ファストフードのケンタッキーフライドチキンやピザハットを運営するレストランチェーン大手、ヤム・ブランズは21年9月、30年までに使用するすべての卵をケージフリーに切り替えると表明した。ユニリーバ、ネスレは25年までに全世界でのケージフリー卵への切り替え、スターバックス、マクドナルドなどの世界的チェーンも北米の店舗でのケージフリー卵使用を発表している。

小売り大手ウォルマートも25年までにすべてケージフリー卵に切り替えると公表。ウォルマートは「米国の食品販売の約25%を占めており、今回の発表でケージフリー卵の推進運動に大きな弾みが付きそうだ」とCNNは報道している。

さらにドイツでは、採卵鶏の雄ひよこの殺処分が22年から禁止された。雄のひよこは、卵を産まず、食肉用としても成長が遅いため、採算面からふ化後すぐに粉砕機にかけたり窒息させたりして殺されているが、ドイツではアニマルウェルフェアに反するとして州レベルの規制から全国での禁止に引き上げられた。フランスも同年中に禁止すると発表し、イタリアも同様の措置を26年までに講じる予定だ。

私は、このような世界の状況を知り、採卵鶏の飼い方について日本はどうなっているのか、どうしてケージフリーが増えないのか、などいろいろ考えるようになった。そしてまず、ケージフリーの現場を見ることから始めた。

鶏は草地で伸び伸び――山梨の黒富士農場

2016年7月、鶏の平飼いを見学させてもらうため、AWFCジャパンに参加している山梨県甲斐《かい》市の山間部にある養鶏場「黒富士《くろふじ》農場」を訪ねた。

農場の事務所を訪ねると、AWFCジャパンのシンポで知り合った向山一輝専務が迎えてくれた。爽やかな雰囲気の向山さんは1950年から続く農場の3代目で、社長である兄と一緒に経営している。

黒富士農場では、鶏が日中、外の放牧場で過ごしている。現在、計7万5000羽を飼育（2022年1月時点）し、全18の鶏舎中、平飼いは15鶏舎。残る三つのケージ飼い鶏舎のうち、一つは22年中に平飼いに転換し、残り二つも順次変えていく予定という。

向山さんの案内で、標高1100メートルの山の斜面に広がる緑の草地に到着。広大な放

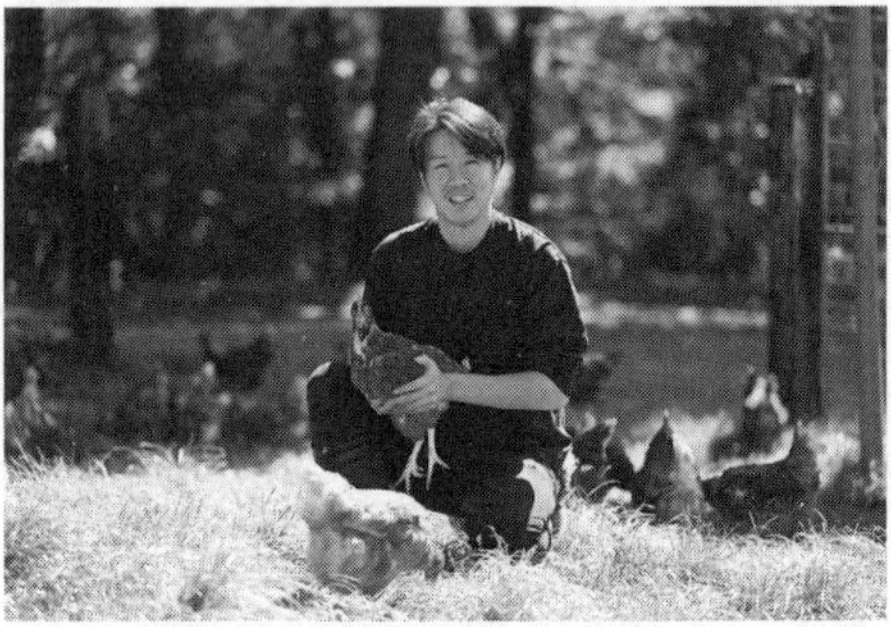
向山一輝さん（写真提供　向山さん）

牧場で、数えきれないほどの鶏が自由に地面をついたり、歩き回ったりしている。羽毛に付いたダニなどを除くために、穴を掘った地面に体をこすり付け、気持ちよさそうに砂浴びをしている鶏もいる。褐色のボリスブラウンの羽はふわふわ、つやつやしていて、目は生き生きと力強く、がっしりした体格を誇っていた。

黒富士農場では以前、日が差す開放型ケージで規模拡大を図っていた。しかし約30年前、見学に来た女子小学生からこう言われたという。

「鶏さんがかわいそう」

そのころ家畜排せつ物の浄化システムの導入などを行っており、こうしたことをきっかけに平飼いに転換。鶏が快適に過ごせる畜舎、放牧場、安全な飼料などの数値基準をクリアした有機JAS認証も取得している。

向山さんに鶏の1日を教えてもらった。

「鶏は朝8時に放牧場に出て、給餌器《きゅうじき》が回り始めると餌を食べるために鶏舎に戻ってきます。

おなかがいっぱいになると再び外へ出て自由に過ごし、夕方4時ぐらいには鶏舎に入って休む、という毎日を過ごします。えさは非遺伝子組み換えトウモロコシ・大豆を中心に、おから、米ぬかを主原料にして魚粉などを入れて発酵させたものも与えています」

鶏が鶏舎内で立ったり座ったりする床には、鶏糞に茶殻を混ぜて完熟発酵させた堆肥を作り、敷料としてまいている。

「敷料は重要。堆肥に含まれる微生物の分解能力がないと臭いも強く、鶏に大きなストレスになり、病気やハエなども発生します。適切な敷料で消臭効果、防虫、病気の予防を図っています」

ケージ飼いだと1棟で5万羽程度収容できると聞いていた。平飼いではどれくらいの収容能力があるのだろう。

「平飼いでは1鶏舎約3000羽に減ります。平飼いは1羽当たりの面積が広くなるので、多段式のケージ飼いより経済効率が非常に悪く、卵の価格は高くなり

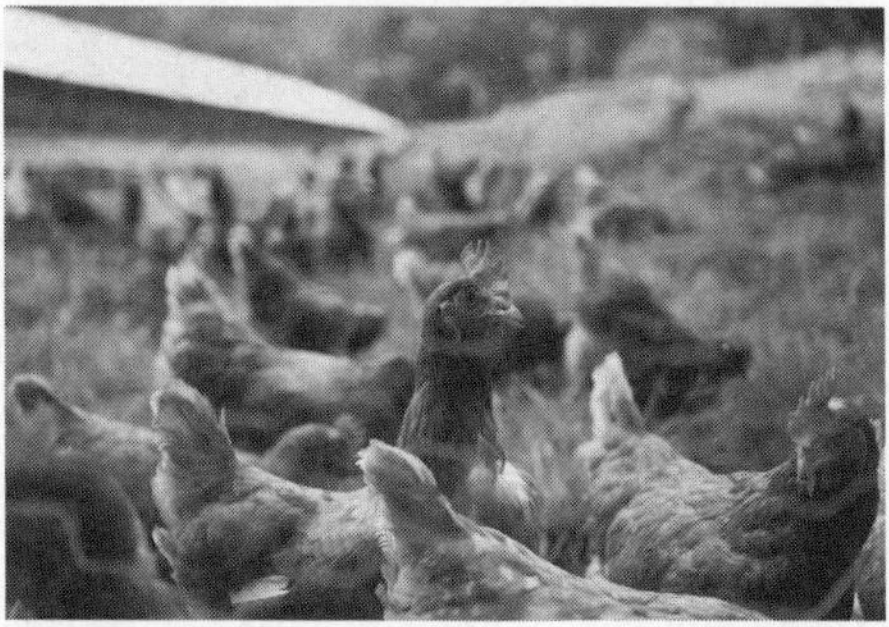
気持ちのいい空気の中、広々した斜面で自由に暮らす黒富士農場の鶏たち。見た目にも健康そうだ（撮影　大脇幸一郎）

ます。でも、アニマルウェルフェアを尊重し環境にも配慮した飼育に対して、特にここ2、3年で、お客さまから『倫理的な飼い方』をしている、と関心が集まるようになりました。大変うれしく感じています」

最近は取引先も増えており、出荷先は生協、スーパー、百貨店、ホテルなど多岐にわたっているそうだ。

元気な鶏たちに見送られて、私は帰宅の途に就いた。今でも、緑の草地で伸び伸びと過ごす鶏の姿が目に焼き付いている。それほどに印象的だった。えさや敷料についても、鶏が健康で快適に過ごせるように工夫を重ねていて、大事に育てていることが伝わり、感心した。

現地を訪れた取材から6年がたった。本書を書くにあたり、22年7月、向山さんに電話をしてみた。

「新たに養鶏を始める人、ケージ飼いから平飼いに転換しようとしている人などいろんな人に教えに行っています。今は平飼いへの転換期ですね」

そう弾む声で話してくれた。平飼いを目指す人が増えているとは数年前には考えられなかった状況だ。私は希望の光を一筋垣間見《かいまみ》たような気持ちになった。

この電話の少し前、私が時々寄る東京・中野《なかの》駅前の「ピーコックストア」で、卵商品の陳列棚に黒富士農場の放牧卵が販売されているのを見つけた。

あのときの鶏たちの様子がまぶたに浮かび、うれしくなって思わず手に取った。平飼い卵は2～3種類あるが、それでも棚の8割程度はケージ卵だ。いつかすべての棚がケージフリー卵になればいいな、と願っている。

さて22年8月、放牧卵の卵黄にはケージ卵の約5倍のビタミンDが含まれていた、という東京農工大の研究結果が雑誌『養鶏の友』（同年8月号、日本畜産振興会）に掲載されていた。「餌などを変えることなく、飼育システムを変え、動物の快適性を変化させることのみによって、卵黄中の成分が変化するという新しい知見が得られた」とあり、アニマルウェルフェアが栄養価を上げる、というエビデンスも示されている。画期的なことである。

埼玉の立体型鶏舎——ナチュラファーム

次に紹介したいのは、止まり木や巣箱がある「エイビアリー」と呼ばれる立体型の平飼い鶏舎を持つ農場、埼玉県寄居町《よりいまち》の養鶏場「ナチュラファーム」だ。

一柳憲隆《いちやなぎのりたか》社長は、1996年に欧州で平飼い鶏舎を視察した際、鶏が好奇心から足元に寄ってきたことに驚き、「鶏の行動要求が満たされている」とアニマルウェルフェアに関心を持った。2006年に初めてドイツ製のエイビアリーを購入。2段型のドイツ製の鶏舎に1

万羽の収容が可能だ。

19年4月、同農場を訪ねた。迎えてくれた一柳社長はまじめな雰囲気で、目元が優しい感じの人だ。白い防護服と衛生帽子、長靴を着用して鶏舎に入ると、鶏たちが「コッ、コッ」と鳴きながら次々と「運動場」に出てきた。運動場にはもみ殻が敷いてあった。

私が履いていた長靴をつついてくる鶏、羽をふわふわさせながら寄ってくる鶏、気持ちよさげに座って日光浴している鶏……。腕を伸ばすとそのうちの1羽がぽんと二本足で止まってくれた。意外に軽く、人懐こいところがとてもかわいい。

見れば一柳社長もたくさんの鶏に囲まれていた。

「ずっと見ていて飽きないんですよ」

笑顔で愛《いと》おしそうに鶏を見つめていた。

鶏舎の中に入ると、数百羽が鉄製の長い止まり木に止まっていた。どの足もがっちり力強く、腫《は》れなどの炎症も見られず健康なのが素人目にも分かる。鶏は暗い所で産卵する習性があるのだが、それを考慮した巣箱も設置されていた。鶏に苦痛を与えないように配慮し、ケージ飼いで一般的に行われている「強制（誘導）換羽」は行っていないそうだ。

強制換羽とは、鶏を若返らせるため絶食させることだ。鶏は生まれて120日ぐらいから少しずつ卵を産み始め、180～200日以降の卵が出荷されるが、400日程度経過すると産卵率が下がり、殻が薄くなるなど質も落ちてくる。そのため、一定期間えさを与えず強制的に産卵を停止させると、羽毛が抜けて若返り、産卵率がある程度回復する。採卵できる期間が延びてコスト低減につながるため広く行われている手法だ。

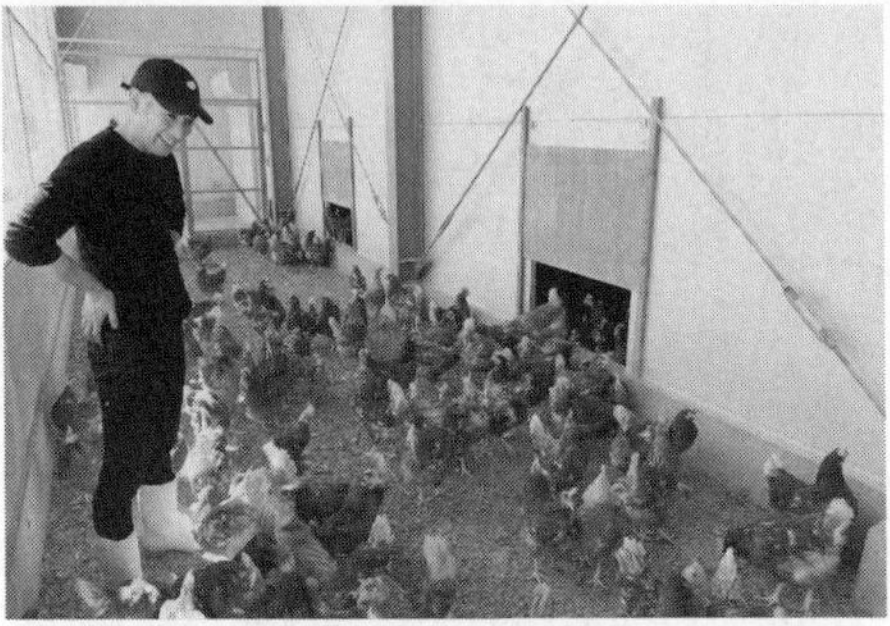

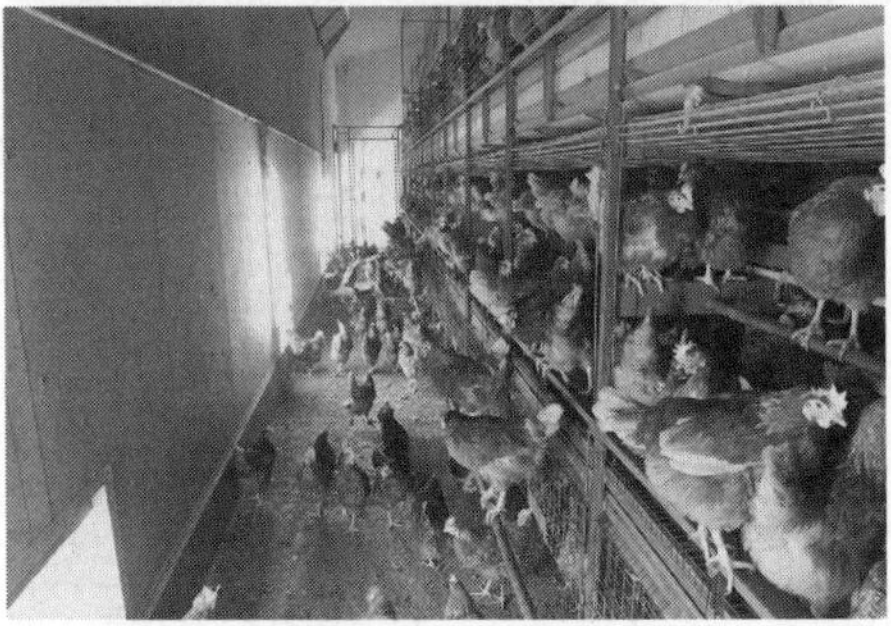

エイビアリーで養鶏するナチュラファーム。（上）鶏たちは運動場に出て一柳社長に近づいていく（下）鶏舎内は採光もあり、止まり木なども設置されている（撮影　大脇幸一郎）

それでも産卵期間は1年～1年半程度で、期間が来れば一斉に食鳥処理場に出荷される。

かつて強制換羽を行っていた別の養鶏家に話を聞いたことがある。

「ほぼ断食させてものすごくストレスを掛けると一時期卵を産まなくなり、1週間ぐらいで悪い羽が抜け、またいい卵を生み出します。最終的には再び質が落ちて加工用に使われることが多いです。絶食の期間は2～3日。やり方は農場によってまちまちで、酷《ひど》い所は絶飲も行います。水を飲まないと、えさがのどを通りにくくなるので、絶食と同時に行うと効率がよくなる」

強制換羽で鶏が死ぬという話を聞いたことがあったので、その点も尋ねた。

「うちでやっていたころは、けっこう死んでいました。元々弱っていた鶏はさらに弱体化しますからね。低タンパクのえさを少しだけ食べさせて、ゆっくり1カ月ぐらいかけて産卵率を下げる方法もあるのですが、ちゃんとやっている農場は少ない。絶食をする方が手っ取り早いからです」

この話を聞きながら、効率性を求めるために、極限まで生き物を追い詰める方法をよく編み出したなと思う。人間とは知恵が働くなんと残酷な動物なのだろうか。そんな自分も罪深き人間の1人である。

エイビアリー鶏舎の話に戻りたい。

22年1月現在、全11鶏舎の17万羽のうち、エイビアリーは3鶏舎で計3万羽がいる。1羽当たりの面積は約1100平方センチ。

一柳さんはエイビアリーについてこう評価する。

「鶏は木に止まって休む習性があり、エイビアリーは行動要求を満たす構造になっています。すのこから落ちるふんを効率的に自動回収するので、衛生的にも優れています。購入費用はかかりますが、労力は通常と変わりません」

一方、こちらの農場には従来型のケージ鶏舎もある。ケージ飼いは今まで養鶏業者に何度か見学を申し込んだが、「防疫」を理由にすべて断られてきたため、私は「少しでいいから見せてほしい」と一柳さんに頼み込んだ。一柳さんは初め、「見ても意味がないから」と渋い表情だったが、最後に少し見せてくれた。中に入ると、薄暗い中で何段かケージがずらっと並び、小さなスペースの中に鶏たちが生気なく、押し合いへし合いしながら、ぐるぐる周り続けていた。

エイビアリーの生き生きとした鶏を見た直後だけに、その違いの大きさに言葉を失った。でも、見せてもらえて良かったと思う。

「古い鶏舎を順次、平飼いに変えていく予定です。ケージフリー卵は世界の流れ。行政、企業、消費者すべてが採卵鶏についてコスト面だけで判断するのではなく、アニマルウェルフェアの意義も知ってほしいですね」

一柳さんがしっかりと落ち着いた口調で語る言葉に、確固とした思いを感じた。

「家計の優等生」が生産者と鶏に無理を強いている

私は今、日常的にはパルシステム宅配の平飼い卵（6個入り300円程度）を食べ、時々黒富士農場のような放牧されている鶏の卵を見つけるとそれを買っている。放牧卵は6個入りで500円程度はする。ケージ卵は10個入りパック200〜300円前後、1個当たり20〜30円程度である。スーパーなどでもよく特売対象になり、一定額以上の買い物をした客へのサービスやオープン記念などで、卵1パックを無料で配る店もある。

高度成長期以降、さまざまな物が値上がりする中で、卵の店頭価格は70年以上ほとんど変わっていない。トウモロコシなど、鶏の飼料の9割近くを海外から輸入しており、特に22年のロシアのウクライナ侵攻で穀物の物流が滞り、飼料価格も上昇している。

このような厳しい事情があるにもかかわらず、メディアはずっと鶏卵を「物価の優等生」と表現してきた。「物価の優等生」と判で押したように報道することは、「いつまでも卵は安くていいんだ」と社会にメッセージを流すことではないだろうか。間接的に小売業者や生産者に負担を強いて、さらには鶏を苦しめることにつながっていると私は考える。

そうしたこともあり、「物価の優等生」という文字を目にするたびに、憤りが込み上げてくる。アニマルウェルフェアが注目されケージ飼いの実態も明らかになりつつある上、飼料や光熱費が急騰している中で、メディアはいつまで「卵は物価の優等生」と連呼し続けるのか。

平飼い・放牧卵の6個で300～500円は一般的に割高ではある。ただし私は、鶏のアニマルウェルフェアと農家の手間を考えれば、相応の金額だと思っている。

もっとも、物価高で家計負担がますます増える中で収入や家族構成により、それぞれの事情は違うので、私は誰もが平飼い卵を買うべきだと主張するつもりはない。

「1個50円の卵なんて誰が買うんですか？」という意見を農水省の役人から何度か耳にしたこともある。

一方やはり気になるのは、戦後から他の食材の方がはるかに値上がりし続けている中で、卵の値上げに対してだけなぜここまで反発があるのかだ。これは前述したように、消費者の中に刷り込まれた「卵はずっと安くて当たり前」があるからではないかと思う。

鶏を巡る問題を知って、「幸せに過ごしている鶏の卵を食べたい」「農家を応援したい」と思えば、たまには平飼い卵を買ってみる──。そんな価値判断につながるかもしれない。

私の2人の妹たちは子どもを抱えてパート勤めをしたり、低賃金で働いたりしているが、私が書いた記事を読んでから平飼い卵を買うようになった。こちらが頼んだ訳ではないが、彼女たち自身の消費行動に変化が生まれたようだ。

安い卵の背景には、えさ代、人件費などを抑え、鶏を密飼いする徹底した生産方法を追求してきたことがある。一つのケージの中に複数羽が入れられ、約1年半後に採卵率が落ちて殺処分されるまで一生閉じ込め飼育される。こうした従来型ケージは、英語で「統合して連なった」という意味の「バタリーケージ」と呼ばれる。鶏舎が3段ぐらいに積み上げられ、1鶏舎に5万~6万羽収容されている。

鶏舎内部の告発動画

東京五輪を目前に控えた2021年5月、動物の倫理的扱いを求める人々の会（PETA、米国本部）が、鶏卵生産大手「イセ食品」傘下で、茨城県内にある農場の鶏舎内部を録画した映像をインターネットで公開した。

PETAはSNSを通じて、世界中で動物虐待の告発をしている。私は以前、PETAに実験動物に関して問い合わせたことがあるが、それ以降、毎日のようにさまざまな動物に関するお知らせがメールで送られてくる。

私は恐る恐る2分30秒間の動画を見た。薄暗い鶏舎の中、各ケージに最大10羽の鶏が入り、ぎゅうぎゅう詰めだ。怯えていたり、金網の上で足の炎症で苦しんだり、弱った鶏が飼槽（えさをついばむ細長い容器）と卵が流れるベルトの間に挟まれて動けなくなったりしている。中には内臓が肛門から飛び出したり、腹部が異様に膨らんだりした病気の鶏がケージの中で放置されている様子もあり、正視できないほどつらいものだった。

同時にPETAは、同農場が「鶏を健康と安全を保持することが困難な場所に拘束して複数の鶏が衰弱し、死んだ」と主張し、動物愛護管理法第44条の動物傷害罪と動物虐待罪違反で茨城県警に告発していた。

PETAによると、告発について茨城県警から「（鶏を衰弱させるなど）故意にやったのかが確認できない。事件化できるかが判断できない。とりあえず行政の指導を求めてみてはどうか」などと言われ、受理されなかったという。そこでPETAは県動物指導センターと県畜産課に立ち入り調査をするよう依頼。両者は6月に同農場を訪れた。

私は訪問した結果を尋ねようと、センターに電話した。対応した吉田美穂子愛護推進課長とは30分ほど押し問答をしたが、要約するとこうだ。

農場からは、鳥インフルエンザなど防疫上の理由で立ち入りは断られた。農場長は「衰弱して治療しても見込みがない鶏は農場での決まりに基づいて処分を行っている」と話した。

産業動物の管轄と権限は県畜産課だ。まず話を聞き必要な指導をした。鶏は動物愛護管理法の対象に入っているが、畜産動物の虐待疑いで相談を受けたのは初めて――。

センターは現場を見なかった。さらに、毎日従業員が鶏の病気、事故、死亡などについて記録する日報の確認すらしなかったと聞いて、がっくりきた。日報に目を通せば、毎日何羽がどういう原因で死んだかが分かるのに……。事実確認を「したくない」「面倒なことに巻き込まれたくない」という後ろ向きな本音が伝わってくる。

翌日、県畜産課にも電話した。担当者は次のような説明をした。

農場は防疫上の理由で立ち入りは断られ、現場は見ていない。ただし、当日別の時間に家畜保健衛生所が定期的なサルモネラ菌検査をした際、内部を確認した。ケージ一つに6～7羽、あるいは8～9羽いて、特に問題はなかったとの報告を受けた。日報は見ていない――。

私はこれまでも、動物虐待に対する行政の及び腰を目の当たりにしてきた。そのたびに思うのだ。これが子ども、障害者、高齢者らの福祉施設における虐待の内部告発だったら、行政は施設長の言い分を鵜呑《うの》みにして終わりにするだろうか。人間と動物を一緒にするな、と言われそうだが、これでは畜産動物の扱いが改善されることは永久にない。

なぜケージ飼いでも五輪認証を得られるのか

実は、この農場は農畜産物の調達基準「JGAP」(Japan Good Agricultural Practice)の認証を取得していた。この認証は、農場が食材の安全、環境保全、労働安全、アニマルウェルフェアの4項目を満たすと、食材提供の資格が得られるというものだ。

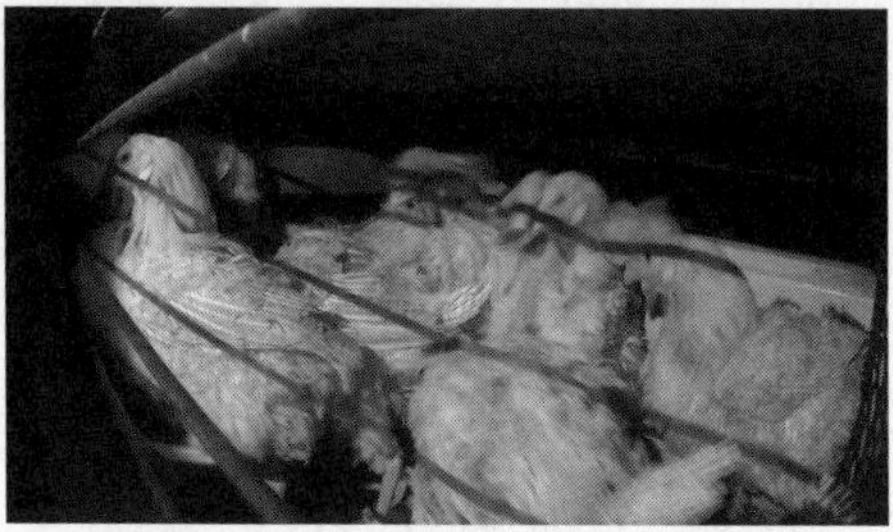
明かりの差し込まない鶏舎でぎゅうぎゅう詰めにされ、羽毛が痛んだ鶏(写真提供　PETA)

JGAPを所管しているのは、日本JGAP協会(東京都千代田区《ちよだ》)で、この認証は東京五輪の選手村、各競技場に提供される農産物の必須条件にもなっており、イセ食品もお墨付きをもらっていたことになる。

畜産物JGAP認証を得るためにはどのような条件があるのか。鶏の扱い方、病気・事故、鶏舎の環境など主要5項目のリストすべてを満たす必要はあるのだろうか。私は、イセ食品系列農場の動画公開より1年前の20年3月、JGAPを取材していた。運用管理部畜産ユニットの朝日光久さんが答えた。

「農場はリストの各項目に『はい』『いいえ』いずれかにチェックを付けます。ただし、全部『はい』でないとだめというわけではなくて、できるだけ『はい』に近付ける努力を見せることが重要なのです」

私は驚いた。「『はい』に近づける努力」、その程度で認証が下りるのだ。しかもリストの根拠である、農水省の外郭団体である畜産技術協会（東京都、畜技協）のアニマルウェルフェア飼養管理指針は法令ではなく、強制力もない。ケージ飼い、強制換羽なども禁じておらず、認証取得が可能なのである。

認証農場の中には、137ページ～で紹介したナチュラルファームなど平飼い鶏舎でアニマルウェルフェアを実践している農場も一部ある。一方、ケージの農場も少なくない。これではなんのための基準かあいまい過ぎて、手間とコストをかけてアニマルウェルフェアに取り組んでいる農場にとって非常に不公平ではないか。

先に述べたようにこの認証を持っていることが、東京五輪の選手村などの納品業者の必須条件となっている。世界的なイベントでこのようなあいまいな認証を採用していいのだろうか。

21年4月、当時東京・晴海《はるみ》に拠点があった五輪組織委員会を訪ねた。

卵のJGAP認証にケージ飼いがなぜ含まれているのか、ケージ飼いと平飼い両方がアニマルウェルフェアを満たしている、として認証を与えるのは、おかしいと思うとぶつけた。

日比野佑亮持続可能性事業課長が答える。

「日本はまだアニマルウェルフェアの考え方が定着していません。必ずしも広さだけでなく、衛生面、生産性などとバランスをとりながらやっています」

日比野課長は、あらかじめ用意されたような具体性のない短い回答を提示するだけだった。終始頑なな姿勢だったのを覚えている。

話をイセ食品に戻そう。イセ食品に対しては21年7月、動画にあった事実確認の問い合わせを電話やメールで何度もしたが、なしのつぶてだった。

翌22年3月11日、イセ食品は会社更生手続きに入ったと発表した。帝国データバンクによると、同社は1971年設立。負債総額はイセ食品とグループ会社のイセの2社で計約453億円。更生手続きは再建を図るためのもので、今後事業を継続しながらスポンサー探しをするという。

同月11日の日経新聞電子版は次のように報じた。

「全国に生産拠点を構え、米国やアジアに進出するなど拡大路線を続けてきたが、近年は業績が低迷して過剰債務に陥っていた。飼料や燃料など生産コストの上昇も重なり、資金繰りに行き詰まった」

私は不覚にも同社がそんなに厳しい状況に追い込まれていたことを知らなかった。大量生産方式の採卵鶏ビジネスはこの先どうなっていくのだろうか。

死体探しから始まる仕事

ところで、イセ食品創業者の伊勢彦信《いせひこのぶ》氏は世界でも注目される美術品コレクターとして知られ、イセ文化財団（東京都千代田区）のサイトには「琳派の絵画からアールデコ、ピカソやモネなどの洋画や現代美術などに至る多くの美術品を網羅しています」とある。所有する名画や彫刻、陶磁器などは「100億円を超える」（「FACTA」21年2月号）という。

鶏卵大手トップはぜいたくな暮らしをしているようだが、生産現場で働く人はどんな仕事をしているのだろうか。そして鶏はどのような環境で飼われているのか。

匿名を条件にケージ鶏舎で働いた経験のある人に取材をすることができた。経験談を紹介したい。

◇　◇

鶏舎での仕事は毎朝、鶏の死体を見つけて取り出すことから始まります。ケージの中に腐った死体があるのは珍しくなく、ウジだらけの死体、腐敗してガスを含み膨張した死体、腐敗した後に水分が蒸発して真っ黒に干からびた死体もありました。

ケージやその周辺で頭、足、羽が挟まっている鶏もけっこういました。なぜ挟まる事故が多いか。それは鶏同士で序列争いが起こると、弱い鶏は強い鶏にマウントされて前に押し出されてしまいます。床の構造が卵が滑り落ちるように傾いているので、鶏はいつも踏ん張らないといけない。金網の上で踏ん張りきれず、弱い鶏はどんどん前に出てしまって逃げ場がなくなってしまうからです。

あるいは、えさが自動的に流れる給餌の時間がくると、鶏は食べることしか楽しみがないから、自分の目の前にくるまで待ちきれずにそわそわして他の鶏の上に乗ったり、ケージの側面に足を引っ掛けてよじ登ったりします。激しく動いたときにケージに足を挟んでしまって、衰弱してそのまま死んでいる鶏を見つけることもありました。

私が働いていた所は、約60センチ×約40センチのケージに9～10羽入れられて、1羽当たり285平方センチメートルしかなく、日本の平均430平方センチメートルよりさらに狭かったです。

他には、日齢がたった鶏の卵管、卵巣に腫瘍《しゅよう》ができて腹が膨張し、腹水がたまっている様子もよく見掛けました。このような死体を回収したり、弱った鶏を別のケージに入れて様子を見る措置は「入院」と呼ばれていました。入院といっても、お金がかかるので治療をすることはなく、元気にならなければ、死ぬまでそこでほったらかしでした。

死体を回収した後は、壁、床などの掃除、水や温度・湿度の管理です。ほうきで天井を掃くのですが、ものすごいほこりで、マスクなしではできなかった。

従業員1人で1棟5万羽の鶏舎を2棟担当、つまり1人で10万羽も管理しなければいけません。「ケージに入れられて鶏がかわいそう」と同情している同僚もいました。でも、あまりにも数が多すぎて、丁寧に鶏を扱う時間がない。

鶏はやることがないため、頭をキョロキョロ動かし、ふんやえさをずっとつついている。ついばむ習性があり、本来はもみ殻、おがくずなど敷料を入れてあげないといけないけれど、バタリーケージにはついばむものが何もない。

鶏が清潔に健康を保つためには、砂浴びが必要です。放牧の鶏は砂浴びをすると、目をほそめてグルグルグルと鳴いて気持ちよさそうにします。でもケージではそれができない。羽を床にこすりつけて、ばたばたさせる行為をするけれど、羽はまったくきれいにならない。

農林水産省と業界のケージ飼いを推進する人は「ケージ飼いのほうが、放牧や平飼いより衛生的である」と主張します。ですが、ウインドレス鶏舎(窓がなく日照時間や気温、湿度、換気などすべて人工的に管理されている)でも働いたことがありますが、ネズミがあらゆる所にいて、粘着シートを置いたり、殺鼠剤《さっそざい》をまいたりしているのに、ぜんぜん減らなかった。鶏インフルエンザが発生したこともありました。

開放型鶏舎での寄生虫のワクモもすごかった。ケージに黒い小さなツブツブの塊が連なっている。うっかり掃除するときにケージに触れてしまい、長靴の中がワクモでいっぱいになったり、腕が血を吸われてかぶれました。

ワクモは鶏の体の血を吸うので、鶏は羽根が抜けたり、かゆみを伴う皮膚炎やストレスで苦しみ、重度の貧血で死ぬこともあります。産卵率の低下を招く上、ワクモがつぶれた血が卵に付くと「汚卵」になってしまうので薬剤をまくのですが、2、3日後には再びわいてしまいました。

大量生産で供給過剰、価格下落すると淘汰

この話は想像を絶する内容で、私は聞きながら胸が苦しくなった。農水省の役人や鶏卵業界の上層部らは、ケージ飼いは排せつ物が金網に落ちるので、「衛生的な管理が可能で、疾病予防に有効」「健康状態などの管理がしやすい」などとメリットをよく挙げるが、実態は違うようだ。安いケージ卵の裏にはこうした犠牲がある。

日本の養鶏業はいつ頃からこのような大量生産方式になったのだろうか。

卵は明治以降、重要なタンパク源として注目されるようになった。1920年代後半から優良種鶏の配布、養鶏技術の指導が開始され、大型ふ卵器の導入、企業による飼料製造など

で養鶏の産業化が進み、副業的な庭先養鶏が淘汰《とうた》され始めた。日中・太平洋《たいへいよう》戦争で飼料不足に陥り再び小規模養鶏に戻ったが、50年に飼料統制解除で飼料の入手が自由になると飼育羽数は増え始めた。

55年頃から多数飼育用ケージや自動給餌機の導入、配合飼料やワクチンの開発などによって、企業による大規模化が進み、零細農家は大幅に減っていった。60年に384万あった鶏卵農家は、89年には9・5万まで減った。一方、飼育羽数は60年の4450万羽から69年以降は1億羽を超え、1農家当たりの飼育羽数も急激に増加した。

農水省によると（2022年2月1日現在）、鶏卵生産者（1000羽以上飼育）は1810。成鶏雌（6カ月齢以上）飼育数の総計は約1億3700万羽、1生産者当たりの平均飼育数は約7万5900羽。ただし業界関係者によると、全体のうち250万羽以上飼っている生産者が約3割、30万羽以上が約6割を占めるという。

このような大量生産方式で、卵の消費量の伸びが鈍化すると供給過剰にもよく陥った。このため国は1975年、鶏卵の生産調整をするため、価格が下がると国が補助して生産者を支える制度を作った。

農水省によると、現在この「鶏卵生産者経営安定対策事業」は価格の下落程度に応じて次の2段階がある。

①鶏卵価格差補塡《ほてん》事業（卵の取引価格が補塡基準価格を下回った場合、その差額の9割を穴埋めする）

②成鶏更新・空舎延長事業（さらに卵の取引価格が下がり、安定基準価格を下回った場合、全ての鶏を出荷し、2～4カ月間鶏舎を空けた業者と鶏処理場に奨励金を出す）

2020年度の成鶏更新では、1175万羽が出荷された（鶏鳴新聞21年4月）。農水省によると、20年度の空舎延長の補助金は、例えば空舎期間90～120日未満の場合、10万羽未満の生産者に1羽当たり最高620円、10万羽以上の生産者に1羽当たり同420円、食鳥処理業者に1羽当たり47円が交付された。20年度の価格補塡と空舎延長事業の予算は51億7400万円だった。

この経営安定対策事業については、20年から生産者の要望で価格補塡の対象になる生産者は、10万羽以上だったのが、規模に関係なく100羽以上が補助対象になり、空舎延長の対象も、1羽当たりの価格が引き上げられた。

私は、農水省食肉鶏卵課の廣岡亮介《ひろおかりょうすけ》・食肉需給対策室長に取材してみた。こうした政策を行う理由はなにか。

「卵の価格が下がり続けると生産者は苦しい。鶏舎を空けると卵の収入がなくなるので。特に3～4カ月も空けるとさらにつらくなる。（補塡価格の引き上げについては）大中小の生産・流通業者から『空舎延長事業に力を入れてほしい』という声を聞きました」

これを聞いてさまざまな疑問が浮かんだ。補塡制度を拡充し続けなければならない背景には、ケージ飼いで大量生産し、物価の優等生として1個10～20円台で安く押さえられている事情があるのではないか。飼料・燃料価格の上昇や人件費を勘案すると、卵だけが70年余り価格がほとんど変わっていないのは不自然だ。しかも昨今は、ロシアのウクライナ侵攻の影響などによるトウモロコシと大豆かすの値上がり、原油相場の高止まりに伴う海上運賃の上昇、急激な円安進行が原因で、飼料価格が高騰している。「卵は安くて当たり前」では、生産者は苦しいだけ、そして鶏の犠牲は永遠に続くのである。

農水省はケージフリーに転換できるよう生産者を支援する施策を進め、飼育費用に見合う適正価格で卵は売買されるべきではないか。

こうした質問を廣岡室長にすると、次のような返答が返ってきた。

「経営安定対策事業はアニマルウェルフェアとまったく関係ありません。我々は価格の暴落と高騰を防ぐため必要性に応じて政策をやっています。ケージフリーについては、『卵は安ければいい』という消費者もいます。僕も子どもがおるし……。卵は加工食品の材料としてもたくさん使われており、急激な価格引き上げはだめです」

私は、現状維持しか頭にない農水省幹部の意見を聞いてがっかりした。

価格調整のための鶏の淘汰（出荷）は、155ページで説明したとおり、年間約1175万羽にものぼる。生産者支援のため必要な施策だとは思うが、私はこの数を重く受け止める。

この事実をどうみるのか、エシカル（倫理的）消費を研究している細川幸一《ほそかわこういち》・日本女子大教授の意見を聞いてみた。細川教授はアニマルウェルフェアに関心が強く、市民団体と連携したり、オンライン記事を書いたり、行動力のある研究者だ。

「成鶏更新を平たく説明すると、卵の過剰生産で価格が下落した際に、緊急措置として生産を減らすために採卵鶏を出荷し殺すこと。『更新』と物のように呼ばれているが、鶏という生き物が大量に殺されていること、そこに税金が投入されていることを私たち消費者は忘れてはならないと思います」

鶏は痛みを感じる感覚ある生き物であり、物ではないのだ。「更新」という機械や設備のような呼び方にも違和感を覚える。

一方、農水省はアニマルウェルフェア促進に極めて後ろ向きである。アニマルウェルフェアに取り組もうとする農場を応援する助成制度もない。畜産業への補助金制度としては、「畜産クラスター事業」があるが、これはTPP（環太平洋連携協定）対策で収益向上を目的に必要な機械や家畜の導入、施設整備などを支援する制度。22年1月、農水省に電話で問い合わせたところ、畜産局企画課の担当者は「クラスターとは、規模拡大による収益向上のために、どういう取り組みをしているかをみるのが目的の制度です」と説明した。21年度補正予算額は約700億円で、養鶏業ではケージ鶏舎には補助金が出て億単位で助成を受け取る事業主がいる一方、平飼い鶏舎や巣箱（ネスト）付き集卵機械などは助成対象になっていない。

つまり、現状の政策でアニマルウェルフェアは考慮されておらず、平飼いに取り組みたい農場主がいても、経済的な余裕がないと事実上利用できない仕組みになっている。

アニマルウェルフェアを担当する畜産課に22年2月、電話をしてみた。

――どうしてネスト付き集卵機械は、畜産クラスターの対象にはならないのでしょうか。

「ネスト付き集卵機械の集卵に当たる部分は助成対象になるが、巣箱は機械ではないので対象ではありません」

――アニマルウェルフェアを後押しする制度はありますか。

「アニマルウェルフェアに特化した制度はありません」

――アニマルウェルフェア支援制度を創設する予定はありますか。

「アニマルウェルフェアは施設だけ整えるものではなく、総合的な取り組みなので……」

平飼い鶏舎は施設であり、アニマルウェルフェアに必須のものだ。現状は、大量生産で規模拡大する畜産のシステム、つまり実質的にバタリーケージ方式への助成がほとんどという不公平な状態なのである。現在、鶏卵のうちケージフリーは約5％しかない。ケージフリーが1割に増えることすら難しいのではないかと思う。

ここまで採卵鶏の飼育の現状と課題を説明してきた。次の章では、鶏のケージ飼育と同様に、世界的に問題意識が高まっている母豚の扱いを中心に、アニマルウェルフェアの観点も含めた養豚に関する取材結果を報告したい。

第五章

産業として扱われる動物(2)——豚たち

一生の大半を檻の中で過ごす母豚

私は養豚についても、冒頭に触れた妊娠ストールをはじめ、長年こつこつと取材を続けてきた。

一般的な集約型の養豚生産方式には多くの課題がある。特に国際的に問題視されているのが、妊娠ストールである。

母豚は一度の出産で平均11匹の子豚を産み、3週間か4週間、子豚に授乳させる。離乳後1週間以内に発情期を迎えるため、自然交配や人工授精で交配させる。妊娠期間は約114日間（「3月3週3日」と呼ばれる）で、この間、妊娠ストールに入れられる。健康な豚の場合、年間出産回数は2〜3回なので、1年のうち計約7カ月間は妊娠ストールに束縛されていることになる。

妊娠ストールは、人工授精や妊娠、流産の確認、給餌制限、ふん尿処理など個体管理がしやすいという利点がある。しかし豚は首を左右に動かしたり、立つか座ることしかできない。閉じ込められた豚は体の向きを変えることもできず、就寝も排せつも同じ場所でやるしかない。本来、寝床とトイレを一緒にしない清潔好きな豚にとって、非常に不快な環境である。

放牧中の豚は1日数時間かけて土を掘り返す習性があるが、一般的な農場の母豚は、えさを食べ終わると、身動きが取れずほかにできることもなく退屈なため、檻の柵《さく》をかじり続けたり、口の中に何も入っていないのに咀嚼《そしゃく》し続けたり、水を必要以上に飲み続けたりなどの異常行動を起こす。運動不足から循環器系の病気にもなりやすく、骨と筋肉も弱くなる。

以前、関東地方のある養豚農場を取材し、妊娠ストールを見せてもらったことがある。コンクリートの床、狭い柵の中で雌豚がずっと立っていた。経営者は「妊娠ストールは管理がしやすい。（かわいそうだけど）仕方ない」と話していたが、私はいたたまれない気持ちになった。

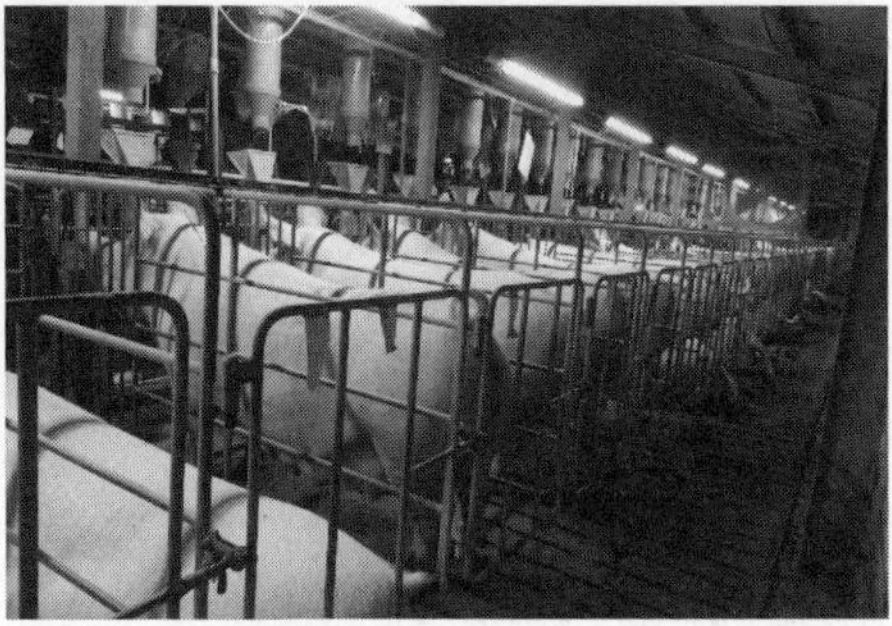
妊娠ストールの雌豚（写真提供　アニマルライツセンター）

　このような問題がある妊娠ストール飼育については、国際的にもこの10年ほどで禁止、廃止の動きが出ている。
　ＥＵは２０１３年、妊娠初期の４週間と出産前の１週間を除きストール飼育を禁止する指令を出した。また、国際獣疫事務局（ＯＩＥ）が18年に策定した、豚のアニマルウェルフェア国際基準では次のように明記されている。
「豚は社会的な動物であり、群れで生活することを好むため、母豚はなるべく群れで飼うものとする」

現在、欧州ではノルウェー、スウェーデン、英国などで妊娠ストールを全面的に禁止している。NPO法人アニマルライツセンター（東京都渋谷区）によると、22年4月現在、米国では計10州で禁止、もしくは廃止方針を打ち出し、ニュージーランド、イスラエルも禁止。企業も、ブラジルの食肉加工大手JBS、米国の食肉加工大手タイソンフーズなどが契約農場のストール廃止を進める方針を発表、米ウォルマート、米ケロッグ、タイのCPフーズなどがサプライヤーに妊娠ストール排除を求めるなど、徐々に妊娠ストールをなくす動きが起きている。

一方、日本では、日本養豚協会のアンケート（2018年度）によると、農場の91・6％が妊娠ストールを使用していると回答しており、欧米とはかけ離れた状況である。

そんな中、大きな発表があった。

21年11月、食肉加工最大手の日本ハム（大阪市）は中長期計画のアニマルウェルフェア推進策として「30年度末までに国内の全ての直営農場で妊娠ストールを廃止する」と発表した。既に子会社インターファーム直営の長万部《おしゃまんべ》ちらい農場・あやめ農場（北海道長万部町）では妊娠時のフリーストール化を実施しており、ニッポンハムグループの「統合報告書2021」には「ストレス軽減により、疾病率が下がることで生産性も向上」と記されている。

ところで日本ハムの直営農場は全国にいくつあるのだろうか。同社は20年に26農場と公表していたが、翌年以降発表していないため、私は22年1月に現時点での数を知りたくて広報担当者に質問したが、回答が返ってこない。数字を隠す必要がなぜあるのか。何度お願いしても、なしのつぶてだった。

さらに同社は、食肉解体場で23年度末までに豚を休ませる全係留所に飲水設備を設置する方針も明らかにした。畜産動物が食肉処理されるまでに係留時間が長い場合があるにもかかわらず、日本では水を飲む設備がある解体場が少ないことが、長らく市民団体やアニマルウェルフェアに詳しい研究者などから問題視されていた。食肉大手の決定は影響が大きく意味があると思う。

地面掘り、泥遊び、昼寝も――放牧農園「ぶぅふぅうぅ農園」

では、母豚を妊娠ストールに閉じ込めず、すべての豚が伸び伸び過ごしている農場とはどんな感じなのだろうか。日本では放牧養豚が極めて少ないが、私は、アニマルウェルフェアに取り組む農場の勉強会で、そうした農園があると聞き、２０１６年7月、ぶぅふぅうぅ農園を訪ねた。

ぶぅふぅうぅ農園は山梨県韮崎《にらさき》市の小高い丘にある。経営するのは、甲府《こうふ》市出身の中嶋千里さん。1979年、県内で自給自足的な農業を始めるグループがいると聞き参加したところ、その中心にあったのが放牧養豚だったという。

「元々、有機農業に関心がありました。豚を飼うことは予想外だったけれど、赤ちゃんの豚がかわいくて仕事にしようと決めた。以来40年以上、試行錯誤しながら続けてきました」

中嶋さんは気さくな人柄で、豚が幸せになる飼い方とは何かを常に研究している知的な人でもある。

訪れた私を日に焼けた笑顔の中嶋さんが出迎えてくれた。約2万平方メートルの土地に母豚、肥育豚（離乳後の子豚）それぞれの放牧場などがあり、約200頭を飼育している。あちこちの放牧場や小屋に豚はいるようだが、歩き回らないと豚に会えないほど広い。

中嶋さんによると、母豚は出産前後の35日間だけ子豚が押しつぶされないように分娩ストールに入れるが、朝夕の食後2回は運動も兼ねて放牧場に出している。子豚たちは通常の倍の45日間を母乳で育つため免疫力が高く、出荷まで基本的に抗生物質を使っていない。

母豚と子豚がいる小屋をのぞいてみた。母豚は9匹の子豚にお乳をあげていて、なんともほほ笑ましい。生後30日経つと、親子で放牧場付きの小屋へ移動する。子豚は群れでとことこ走り回っていたり、小屋の木陰でごろんと大きな体を横たえて昼寝をしている母豚たちもいた。

「すごく活動的な子、おとなしい子などそれぞれ性格が違う。弱い子からえさをやり、皆が食べられるようにしています」

話しながら中嶋さんは目を細めた。

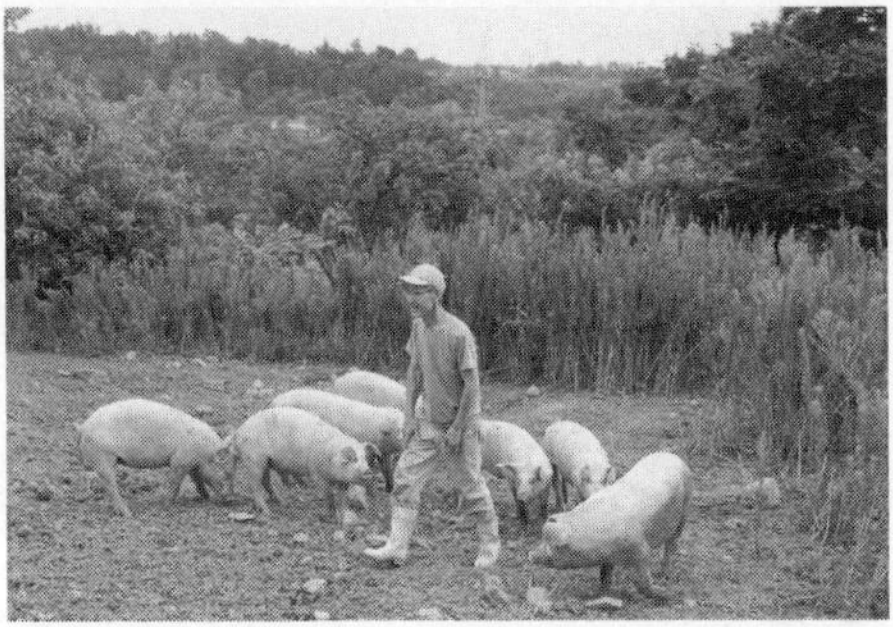

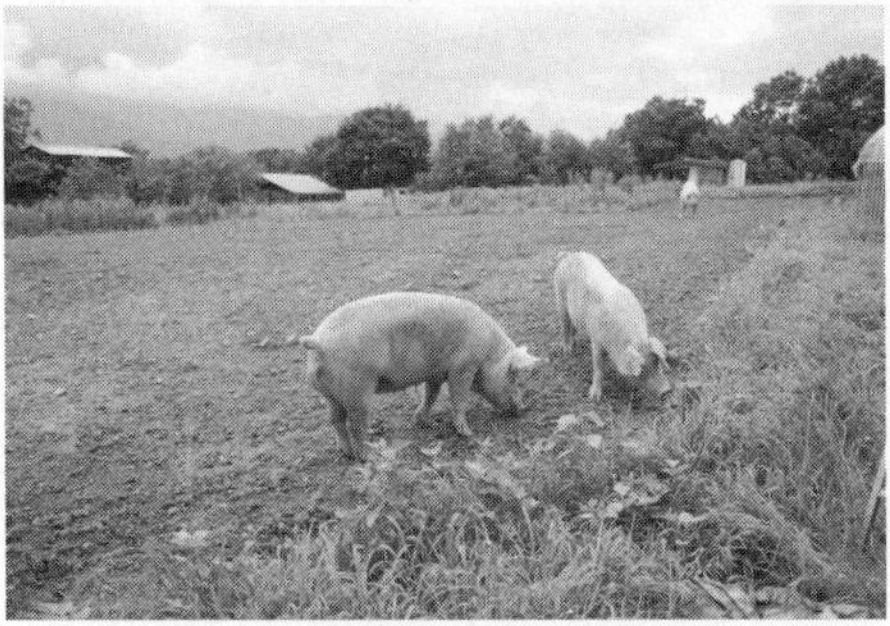

(上)ぶぅふぅうぅ農園の中嶋さん。中嶋さんに寄っていく豚たちも（下)草を食べる雌豚。泥遊びゾーンには真っ黒になって遊ぶ豚たちがいた（撮影　大脇幸一郎)

肥育豚は、一般的に限られたスペースの豚舎の中で飼われているが、ぶぅふぅうぅ農園ではほぼ1日中、放牧場で過ごしている。

豚は昆虫や植物の根などを探って食べるため土を掘る習性があるが、一般的なコンクリート、すのこを敷いただけの床の豚舎では探索行動ができないため、欲求不満から他の豚の尾をかじることがある。この「尾かじり」を防ぐために、麻酔なしでの断尾が広く行われている。

「ここではストレスがないので尾かじりはしてません」

そのため、断尾はしていないそうだ。

群れで、もぐもぐひたすら雑草を食べ続けている豚たちもいた。仲間と一緒に過ごしている姿を見ると、豚が社会的な動物であることが改めて分かる。水や泥を体にすりつけている豚もたくさんいた。豚は泥遊びすることで体の表面の水分を蒸発させ、熱を下げて体温調節をしている。ダニなど寄生虫を泥で洗い流す方法でもあるという。

一般的に豚は生後約6カ月で食肉処理されるが、「ここではカロリーの高い人工乳は使わず母乳で育てているので、ゆっくり成長する」ため、7カ月ほどで出荷されている。母豚も通常は3年程度で出荷だが、ここでは5歳以上の現役もかなりいるという。

苦労はたくさんあるだろうが、中嶋さんが豚たちを見詰めるまなざしは優しく、楽しそうだ。アニマルウェルフェアを実践すると農場主も幸せになる、という実例を見た思いで、私まで幸せな気持ちになった。

それ以降、私は時々ぶぅふぅうぅ農園の豚肉をインターネットで注文して、ありがたく頂いている。豚さんたちがよく体を動かしているせいか、脂身は少なめでしっかりとしたお肉だ。ソーセージ、ハムには発色剤、結着剤、保存料など合成添加物が含まれておらず、香辛料の種類も少なめで、優しい味わいがする。

子豚虐待の告発

とはいえ、こういった放牧養豚は国内には数えるぐらいしかないし、放牧していても、妊娠ストールや子豚の断尾をしている農場もあり、現実は厳しい。畜技協が養豚農家（回答数428件）に行ったアンケート調査（15年発表）でも、断尾は81・5％が「行っている」、ストールは88・6％が「使用している」と答えた。

そんな現実の中、21年9月、ショッキングなことを知った。144ページで紹介したイセ食品における鶏の告発動画をアップしたPETA（動物の倫理的扱いを求める人々の会）が、次のような文言と共に新たな動画を配信したのだ。

「日本ハムの豚の農場で、子豚が投げられたり、母豚が鉄棒でつつかれたり、酷い虐待を受けている」

正直に言うと、私は怖くてすぐに動画を見ることができなかった。1、2週間もんもんと過ごした挙げ句、恐る恐る2分49秒の動画を見た。

まず、ぎょっとしたのは、ストールの中の母豚の体が一様に紫色だったことだ。動画を撮った元従業員によると、「妊娠舎から分娩舎に母豚を移動させるときに、紫色の着色剤、防虫剤、消毒剤を混ぜた液を全身に吹き付けていた」という。

そして、従業員とみられる人が、病気などで弱い淘汰（殺処分）対象の豚の赤ちゃんを思い切り床にたたきつけていた。麻酔や鎮静・鎮痛効果のある薬の投与をせずに、消毒薬パコマを子豚に注射するという殺処分をしている様子も写っていた。豚は注射されてもすぐに死なず、足をばたばた動かしていた。

豚に感染症が発生して一斉に殺処分するとき、一般的にパコマが使われるが、パコマは本来畜舎や家畜の体を消毒するために使用される薬剤で、殺処分用に作られたものではない。以前、実験動物を取材していたとき、鎮痛・安楽死処置に詳しい獣医師が言っていたことを思い出した。

「パコマで殺すと、豚はすごく苦しむはずです」

しかし、この養豚場で働いていた人は次のように話している。

「安楽死のために薬を使うとなると獣医師が行わなければならないが、豚という経済動物にそんなコストはかけられないのが実情で、手っ取り早く消毒薬のパコマを使っているのが実情ですよ」

バケツのような容器の中には、小さな子豚の死体が多数重なりあっていた。従業員たちが子豚を放り投げながら受け渡しする様子などもあった。

私は確認のためにやむを得ず何度か動画を見て、陰鬱《いんうつ》な気になった。今でも映像が目に焼き付いている。果たしてこの行為は、この農場だけで起きていた特異なことだろうか。

ＰＥＴＡによると、同農場には母豚が約４０００頭、豚は５００００頭いたという。何千、何万という数を飼育していると、物のように豚を扱わないと作業が効率よく進まないのかもしれない。

告発された日本ハムは映像を見たのか。見解を聞こうと21年12月１日に、電話で同社に問い合わせた。その時の広報ＩＲ部の女性の担当者は「ちょっとお時間ください。また連絡させていただきます」と答えたが、連絡はなかった。

同月中に再度電話すると、女性担当者に代わり別の男性担当者が出た。主なやり取りは以下の通りである。

――ＰＥＴＡの動画について御社は見られましたか。

「動画は意図的に編集されています。子豚を放り投げた部分については確認し、全農場に注意、指導しました」

――子豚を床にたたきつけていた動画にもショックを受けたのですが……。

「それは……確認していません」

――ＰＥＴＡの動画に対する御社の見解をお願いします。

「後日、改めて連絡します」

20～30分は話したかと思うが、あいまいな返事が多く肝心なことは避けられてしまった。

年が明けた22年1月4日、ＰＥＴＡは日本ハムの子会社インターファーム高城《たかじょう》農場（宮崎県都城《みやこのじょう》市）で、「殺処分対象の子豚の頭をコンクリートの床にたたきつけて処理していた。これは動物愛護管理法44条の傷害罪と虐待罪に相当する」として宮崎県警に告発し、同日受理された。

告発の趣旨は以下の通りである。

19年3月、高城農場の分娩舎（母豚と子豚を一緒に収容する豚舎）で、産まれたばかりの子豚を保温箱に入れる作業中、衰弱していたり、体が小さ過ぎたりする子豚は殺処分されていた。ある従業員は少なくとも8頭の子豚の頭を床にたたきつけたが、いずれも即死せず、四本の脚をばたばたさせていた。この従業員は子豚が死んだ、あるいは意識を喪失したことを確認しなかった。うち4頭は1時間経過した後もまだ脚が動いていた。

私はこのとき日常業務に追われてしまっており、やっと17日に日本ハムに電話した。2回目の男性の担当者が電話に出た。前回、つれない対応をされ、連絡が来ないままになっている。動物虐待罪で告発されるという新たな展開となり、会社としてどう考えているのか。

——PETAによるインターファームの告発が今月4日に受理されました。動画についての見解をお待ちしていましたが、まだいただいておりません。

「告発された情報はあるのですが、受理されたかどうか確認させてもらっていいですか。コメントできるかどうかは分からない」

——分かりました。お待ちします。それからインターファームは日本ハム100％出資の子会社ですか。

「はい、そうです」

――インターファームの直営養豚場は26でいいですか。

「そうですね、確認します」

――北海道の長万部ちらい・あやめ農場のフリーストールの取り組みは2013年からでいいですか。昨年から同じことをお電話で質問しているのですがお答えをいただいていません。

「まだ、回答できません。確認が詰められなくて……」

――北海道のフリーストールにした農場に取材を申し込みたいのですが可能でしょうか。

「現場取材は防疫の点で難しいです。これは社内でも限られた者しか入れません」


告発についての質問には「確認します」としか答えず、企業としてPRできるはずのフリーストールについても口を閉ざす。この後ろ向きさはなぜだろう。記事になって注目され、「他の農場はいつフリーストールにするのか」と聞かれるのが嫌なのだろうか。

ここで逃げられたらたまらない。私はその日のうちに、右記の質問内容をメールで送り、「3日後に返信してください」と依頼した。担当者からはその日中に「お問合せ内容につきまして、確認できましたらご連絡させていただきます」とメールで返信があった。

しかし、その後も回答はこなかった。

私は、13年にも日本ハムが北海道の農場で妊娠ストールをやめる試みを始めた、という情報を得て、同社に質問したことがあった。しかし同社は答えなかった。あれから9年たってもまた同じような対応で、直営農場の数すら明らかにしない。PETA動画の子豚を投げ渡している場面だけを「確認した」と認め、他の場面について言及を避けたのは、告発内容を念頭に置いてあらかじめ用意していた回答だったのだろうと私は推測する。

2月2日、宮崎県地方検察庁都城支部はこの告発を嫌疑不十分で不起訴にした。PETAの代理人が宮崎地検に嫌疑不十分と判断した理由を聞いたところ、「子豚をたたき殺すことは正当な業務。インターファームは、畜産技術協会のアニマルウェルフェアに対応した殺処分の指針に沿ったマニュアルを作っており、それに沿った方法だったから」と回答されたという。

私が取材した元従業員は憤りをあらわにした。

「マニュアルに殺し方についての記述はなかった。当時農場長は『たたき殺すのはどこでもやっている』と言っていました。これはアニマルウェルフェアではない。たたき殺しが認められるのなら、どんなやり方も許されてしまいます」

今後も告発されたような暴力が全国の農場で続いてもとがめられないということか――。

不起訴処分の後、時事通信宮崎支局の記者が22年3月、宮崎地検に不起訴にした理由を質問したが、「答えられない」と言われたという。なぜ、検察はきちんと理由を説明しないのか。理由が分からないと何が障害で起訴できないのか分からず、今後にもつながらないではないか。やるせない気持ちが募った。

動物虐待に対する官僚たちの見解

納得できない私は3月、動愛法を所管する環境省の見解を聞くため動物愛護管理室を訪ねることにした。野村環室長と、動物虐待の対応ガイドライン（22年3月策定）作りに関わった坂本万純・企画調査専門官が対応した。

2人の話をまとめると、以下の通りだ。

動愛法は犬猫だけではなく、牛、豚、鶏などの産業動物も対象。不必要に強度の苦痛を与えるなど残酷に扱う、みだりな（正当な理由なく）殺傷や暴行を禁止している。19年の法改正で、愛護動物殺傷罪は5年以下の懲役、または500万円以下の罰金の重罪になった。

環境省の殺処分の指針などでは、治療を行っても回復の見込みがない場合や、著しい生育不良や虚弱で農場内で殺処分しなければならないときは、化学的または物理的な方法により、できる限り苦痛を与えない方法で直ちに死亡させるか、意識喪失の状態にいたる手段を選ぶ努力義務が定められている。

しかし畜産動物の場合は社会通念や業界の慣行なども考慮されるため、司法判断では罪に問われないケースが少なくない。一方、海外では、裁判で判例を積み上げてそこから判断していることが多い。欧州では動物保護団体の影響力が大きく、隠し撮りによって社会に訴えたり、裁判を起こしたりして告発を続けて判例が増え、法規制を含む問題の是正につながってきた歴史がある。しかし、日本には愛護動物虐待の判例はある程度あるが、食用の畜産動物のものはない。

また、畜産動物を農場内で処分する場合は、畜技協のアニマルウェルフェアの殺処分指針を参考にすることも求められているが、法的効力はない。同指針には、動物の意識を喪失させる方法の一つに「頭部への物理的な打撃」とあり、具体的には非貫通式家畜銃などの「使用する道具」と記されている。コンクリートにたたきつけることは記述にない。

環境省と農水省は21年1月、農場内の殺処分に関する通知を全国の自治体に出している。ある農場で淘汰対象の豚が首をつられ窒息死した事例、別の農場では殺処分対象の鶏が放置され餓死・衰弱死していた事例があった。このような虐待の恐れがある場合には、警察への告発を含め厳正に対処するよう要請している。

しかし、実際にはインターファームの子豚淘汰の件では不起訴になった。その理由は不明だが、「養豚業者から『この方法はどこでもやっているよ』と言われると司法判断に反映されます」（坂本さん）、「検察官の社会通念もあるんですよね。もともと『牛や豚や鶏は殺されるために飼われているんだから』という感覚だと、犬猫と同じように扱えないという気持ちが残っちゃうかもしれません」（野村室長）と推察される。

つまり、農場内で虐待の事例があれば、行政に通報したり、刑事告発したりすることは可能で、警察が捜査するケースもある。しかし、告発が受理されても、起訴され罪が裁かれることまで持って行くのは非常に難しいのが現状だ。農場での慣習として行われてきた殺処分の方法ということで、検察官の判断に影響したのではないか、と私は理解した。

せっかく勇気ある告発があっても、その努力は報われないではないか。ペットの犬猫をたき殺したら、世間から非難されるだろう。畜産動物の虐待に目をつむり続ければ、これからも動物愛護団体による告発は止まないだろうし、畜産業のイメージも傷つくのではないか。

指針を作る団体に直撃

次に、アニマルウェルフェアの指針作りをしている畜産技術協会を訪ねた。畜技協は東京・湯島《ゆしま》の「緬羊会館《めんようかいかん》」という古めかしい名前のビルの1階にある。

協会ホームページによると、1941年に任意団体として発足し、65年に社団法人化された。2022年度の事業計画には、黒毛和種の育種改良のための事業、アニマルウェルフェアに配慮した飼育事例の調査などとある。「社員名簿」には中央畜産会など100以上の団体が登録。理事には大野高志・日本食肉格付協会会長、富田《とみた》育稔《いくとし》・家畜改良事業団理事長といった元農水省畜産部長も名を連ねている。

取材にはアニマルウェルフェア担当の八木《やぎ》淳公《あつのり》技術普及部長が応対した。回答の主旨は次のようなものだった。

インターファームが告発された件は知っている。163ページでも紹介したOIEでは、意識を喪失させて殺すことが推奨されるとなっており、意識喪失と同時に死に至らしめることが大切だと思う。ただし、殺処分指針は、OIEのガイドラインに準拠して作ったものであり、日本の農場での殺処分方法の現状を調べて作ったわけではない——。

農水省は「畜技協のアニマルウェルフェア指針があるので、これに沿って指導します」と言う。その指針が実用的でなければ、意味がないだろう。

——畜産技術協会さんはアニマルウェルフェアを推奨しているんですよね？

「もちろん。畜産の方に『こういうものがあるんですよ』と知ってもらうために指針がある。ただ強制力はないので、指導的な立場の方に話をしているところです。各農場の人がみんな知っているかというと、なかなかそこまでいってない」

——八木さんはかつて養豚場で働いた経験がおありだと聞いたことがあります。そのときの淘汰はどのようにしていましたか。

「鉄の棒でたたいたり」

――今もそうなんですか？

「もう協会入って二十数年なんで、今は……」

――では現実的に、日本では何が適切な殺処分方法ですか。

「豚は急所だと思う」

――子豚は、ガスによる殺処分は現実的ではないのでしょうか。

「きちんとした設備を作らないといけない。やってきてないことを取り入れるってなったときにどうなるか」

――たたき殺しは、どこでもやっているということでしょうか。

「あ～、それがどれだけの範囲でやられているかというのは分からない」


時間にして1時間ほどだっただろうか。八木さんは、想定していたより率直に話してくれた。この取材で分かったのは、畜技協の殺処分指針はＯＩＥに沿っただけで、日本の実情を踏まえて作ったものではないということ。つまり、農水省は各農場が殺処分を行う際、畜技協の指針を参考にするよう推奨しているが、この指針は実用性がない。そもそも、指針の存在を知っている農場、読んでいる農場や企業がどれだけあるのだろうか——。

子豚のたたき殺しは残酷だ。一方で、自分の手で殺したくないからといって、弱っている豚を放置してずっと苦しませるのもアニマルウェルフェアに反している。指針には、殺処分の方法として「銃弾」「電気」「二酸化炭素」「窒素」「薬物」などＯＩＥの英文の直訳が列挙されているだけ。国はまず日本の現状を調査した上で、アニマルウェルフェアに基づく法的な効力がある決まりを作る必要がある。

農水省はこれまでずっと「アニマルウェルフェア指針は畜技協の物があるから」と国による現場指導に後ろ向きだったが、鶏卵汚職事件を機に、国の指針がないことが国会で問題視されるなどした。22年5月、国の飼養管理指針を策定するため指針案のパブリックコメントを募集した。

国の指針ができることは一歩前進だ。しかし法的効力はなく、罰則もなく、全国の農場にどうやって周知徹底と指導ができるのか、私は疑問である。内容も、鶏1羽当たりの推奨飼育スペースは現状と変わらないなど、全体的に畜技協の指針とあまり変わらず、具体性に欠けている。とにかく現時点では畜産動物を巡る問題は、入り口にすら立っていないのだ。

この章では、採卵鶏と豚を中心にアニマルウェルフェアに真剣に取り組む農場から感じた希望と、効率的に生産するための飼育実態の一部を伝えた。

畜産業は、繁殖、飼育、輸送、解体、加工製造、販売などからなる巨大な産業だ。行政、政治とも深く関係し、20年12月に発覚した元農水大臣の汚職疑惑で明らかになったように利権も絡んでいる。アニマルウェルフェアの実効性ある法的指針すらない。消費者の飼育方法への関心がもっと高まり、アニマルウェルフェアへと業界を後押しする必要もある。

第六章では、「アニマルウェルフェア」「ケージ飼い」という言葉が世間に広まるきっかけになった鶏卵汚職事件を巡り、業界や農水省、政治家が取った行動について報告する。

第六章

鶏卵汚職事件

——日本がアニマルウェルフェアに後ろ向きな理由

事件で広まった「アニマルウェルフェア」

私はアニマルウェルフェアをテーマにして数年前から記事を書いてきたが、犬猫などペットと比べて畜産動物に対する社会の関心は薄かった。マスメディアの感度、問題意識も非常に低かったように思う。

ところが、2021年に農林水産大臣が鶏卵生産大手トップから現金提供を受けていた「鶏卵汚職」が起き、皮肉にも事件の背景にあった「アニマルウェルフェア」という言葉が広まっていった。

事件の概要は次の通りである。

21年1月、「きよら」のブランドで知られる鶏卵生産・販売会社「アキタフーズ」（広島県福山市《ふくやまし》）グループの秋田善祺《あきたよしき》元代表が自民党の吉川貴盛《よしかわたかもり》元農水相に現金500万円を渡したなどとして、東京地検特捜部に贈賄罪と政治資金規正法違反で、吉川元農相が収賄罪でそれぞれ相次いで在宅起訴された。

秋田被告の公判は6月から東京地裁で始まった。

検察側の冒頭陳述によると、秋田被告はOIE（国際獣疫事務局）で検討中の採卵鶏の国際的な飼育基準で、巣箱や止まり木などの設置を義務付ける案が採択されれば、多くの養鶏業者が壊滅的な打撃を受け、日本の採卵鶏の約5％を飼育する業界2位のアキタフーズとしても甚大な影響を受けることになると懸念。日本養鶏協会の業務全般を実質的に統括する立場から、2次案に反対する意見を出すよう農水省を説得する必要があると考えた。

ＯＩＥは第五章の１６３ページでも少し触れたが、ここで改めて説明したい。ＯＩＥは仏語の「Office International des Epizooties」の頭文字からなる略称。１９２４年にパリで発足し、日本を含む１８２の国と地域が加盟。22年5月、略称はＯＩＥから英語の「World Organisation for Animal Health」の頭文字をとった「ＷＯＡＨ」に変更されたが、本書では農水省の表記に倣う。

主要な目的は、病気に関する情報収集や衛生基準策定、食品の安全性確保、アニマルウェルフェアの向上である。アニマルウェルフェア基準については、05年に畜産動物の輸送、13年以降は、肉用鶏、牛、馬、豚の飼育基準が策定された。採卵鶏については16年から作業が始まったが、まだ決まっていない。

さて裁判に戻ろう。秋田被告は18年11月、当時農水相だった吉川被告にザ・キャピトルホテル東急（東京都千代田区）で現金２００万円を供与。19年3月、農水省の大臣室で現金２００万円、8月に再び大臣室で現金１００万円を渡した。また、吉川被告や河井《かわい》克行《かつゆき》元法相（参議院選挙をめぐる買収の罪で21年10月に実刑確定）らの政治資金パーティ券をアキタフーズ以外の他人名義にして偽り、総額約500万円分を購入したとして政治資金規正法違反でも起訴されている。いずれの起訴内容についても「間違いありません」と認めた。

向井香津子裁判長は21年10月、「前例のない便宜供与が行われた」として秋田被告に懲役1年8カ月、執行猶予4年の有罪判決を言い渡した。

吉川被告については21年8月に初公判が開かれた。弁護側は冒頭陳述で、公訴事実の500万円以外に、大臣就任の3年前の15年8月から退任後の20年6月まで秋田元代表から盆暮れや年度末に14回、計1300万円の現金を受け取っていたとあえて明かし、全ての現金は政治献金であると賄賂《わいろ》性を否定し、無罪を主張した。

裁判は計9回の公判を経て、向井裁判長は22年5月、吉川被告に懲役2年6カ月、執行猶予4年、追徴金500万円の有罪判決を言い渡した。

秋田元代表、吉川元農相ともに控訴せず、有罪が確定している。

採卵鶏の取材が増えた理由

「最近、新聞・通信社の記者から採卵鶏やアニマルウェルフェアについての話を聞きたいという取材が多いんですよ。何かあるんでしょうか？」

20年11月、本書でも何度か登場したNPO法人アニマルライツセンター（ARC）の岡田千尋代表理事から、そう尋ねられたのだが、私には皆目見当が付かなかった。

そのうち時事通信の東京地検を担当している社会部記者も岡田さんに話を聞きに来たという。いよいよおかしい。私は社会部の記者に連絡を取ってみた。記者は緊張気味に答えた。

「東京地検特捜部が自民党の吉川議員を農水相在任中の容疑で狙っているという情報を入手しました。岡田さんに話を聞いて、これは採卵鶏のアニマルウェルフェア絡みだと確信しました」

なんということだろう！　くしくも私は、事件が表沙汰《おもてざた》になる1年余り前から、養鶏業界と農水省に取材を続けていた。OIEが提案したアニマルウェルフェア規定の2次案に強く反対していることに疑問を抱いたのだ。

地検特捜部が動いているとは、何の容疑なのか？　地検担当記者は急いで情報収集をしているようだったので、私はアニマルウェルフェアに対する業界や農水省の考え方などを記者に伝え、「また連絡を取り合おう」と別れた。

それから数日後の12月2日。

「吉川元農相に現金提供か——鶏卵大手、便宜供与狙い」

共同通信が未明に配信すると、新聞各紙が一斉に報道し、事件は弾《はじ》けた。

私は、鶏が本来の行動を発揮するための止まり木や巣箱の設置を義務化する基準案に、業界と農水省が強硬に反対していた裏で、こんな汚いことが堂々と行われていたことにショックを受けた。

アニマルウェルフェア基準を検討するＯＩＥのコード委員会は18年9月、採卵鶏の従来型ケージ飼い（バタリーケージ）を改善するための2次案を加盟国に提示した。卵を産むための巣箱、鶏が止まったり、休んだりするための止まり木、鶏が外に自由に行ける「出入口」などについて、1次案（17年9月提示）では「備える場合」だったのが、2次案では「備えるものとする」と必須になった。ただし、ＯＩＥの基準は加盟国が順守することを強制するものではない。基準ができた後、それぞれの国の規制当局が実情に合わせてガイドラインを作ることになっている。

この2次案に養鶏業界は激しく反発した。その先頭に立ったのが、日本養鶏協会（東京都中央区）の特別顧問だった秋田元代表だった。同協会には、国内の約8割の卵を生産する約500の養鶏業者が加盟している。

判決要旨などによると、秋田被告は、内閣官房参与（当時、15年に政治献金疑惑で農水相辞任、17年に衆院選落選）だった西川公也《にしかわこうや》元議員とも河井元法相の紹介で親交があったため、

18年11月12日に西川元議員らと共に大臣室で吉川元農水相に2次案反対の要請文を手渡した。

この陳情の後、農水省は29日に養鶏協会副会長、農水省動物衛生課長らが参加する意見交換会を開催。秋田被告は息子の正吾《しょうご》氏から「動物衛生課の方針がはっきりしない」との報告を受けて不安を感じ、改めて農相に念押しする必要があると考えた。12月17日、吉川元農相は秋田被告に、関係する国会議員が業者からの要望を受けた上で農水省に働き掛ける形を取るよう提案した。

19日、農水省が設置した有識者によるOIE連絡協議会の臨時メンバーに正吾氏がなった。翌20日、東京・永田町《ながたちょう》の衆議院第一議員会館で、西川参与、河井元法相ら国会議員、日本養鶏協会の幹部、農水省幹部が出席し、三者協議が開催された。秋田被告らは2次案に反対するよう強く働き掛けてほしい、と農水省に要望書を提出。農水省側は畜産振興課と動物衛生課が歩調を合わせると表明した。日本は翌19年1月11日、OIEに2次案の反対意見を提出した。

私は裁判を傍聴して初めて、この2回の会議について知った。これは、農水担当者が2次反対で歩調を合わせることになる節目だったのではないか。18年11月に秋田元代表がホテルで吉川元農水相に200万円を渡して以降、1～2週間のペースで業界幹部と農水幹部との意見交換会、2回の要望書提出、国会議員も加勢して農水に念押し、という激しい動きが繰り広げられたのである。

「アニマルウェルフェアは絶対に受け入れない」

秋田元代表は起訴内容を認めていたので、公判は判決を含め4回で終わった。判決日は東京地裁前に並んだが、人数は覚えていないが傍聴希望者が多く抽選で外れてしまった。それでも被告人質問と論告求刑、さらに秋田元代表が吉川元農水相の公判に証人として出廷した日も含め、計6回にわたり肉声を聞くことができた。

秋田元代表は耳が遠いため毎回補聴器を付けていた。腰痛もあるとのことで審理は長くても2時間半程度で終わったが、公判当日は、背筋をぴんと伸ばし、しゃがれ気味の大きな声で答えた。ＯＩＥ2次案とアニマルウェルフェアに対しては激しい口調で、以下のような主旨で持論を展開する。

「欧米のアニマルライツの連中を中心にケージで鶏を飼ってはいけない、とルールを一方的に押し付けてきた。誰が考えても養鶏業者は壊滅する、絶対に受け入れない」

「2次案に対し、農水省動物衛生課長の態度がはっきりしなかった。正面から反対できないのではないかと心配でした。日本が反対意見をＯＩＥに提出した時は『助かった』とちょっと安堵《あんど》しました。大臣と先生方、行政に働き掛けたかいがあった」

「アニマルウェルフェアはこれから先も予断を許さない」

私は秋田元代表のアニマルウェルフェアに対する本音にぎょっとしたと同時に、業界が海外のアニマルウェルフェアの動きに強い危機感を抱いていることを感じた。

付き合いのあった議員の名前も挙げて堂々と話す。

「私が中心になって養鶏議員連盟を作った。主に農林族の先生で実務を取り仕切っていたのは、議連会長である大島理森《おおしまただもり》衆議院議長と宮腰光寛《みやこしみつひろ》衆院議員。西川公也先生も幹部の1人だった。鹿児島ならば、森山裕《もりやまひろし》衆院議員」

よどみなく話す様は、与党議員との強いパイプを誇っているようだった。

秋田元代表は官僚も接待していた。21年1月、アエラドットが、秋田被告の手帳の19年9月18日の欄に吉川元農水相、農水省の生産局長、畜産部長らとの会食が記されている、と報じた。

農水省は21年2月、吉川元農水相と秋田元代表の会食に同席した枝元真徹《えだもとまさあき》事務次官ら6人の幹部職員を減給、戒告などの処分にしたと発表。飲食代をアキタフーズが負担し、利害関係者らの供応接待を禁じる国家公務員倫理規定に違反すると判断した。

発表によると、会食は吉川氏の大臣就任直後の18年10月と退任直後の19年9月、東京・日比谷《びや》の和食店で開かれ、当時生産局長だった枝元次官ら課長以上の計7人が参加した。飲食代は1人当たり1回約2万2000〜2万3000円で、最大2回計約4万5000円の飲食費をアキタ側が全て負担していた。

秋田元代表は公判で、「20年間農水省に出入りしていた」と話していた。

20年間も！　そのような長きにわたって政治家や官僚と関係を築いてきたのかと思うとあきれてしまった。役人たちは、何食わぬ顔して私の取材に応じていたが、ちゃっかり接待を受けていた。癒着していたのだ。

ケージをカプセルホテルにたとえる官僚の傲慢さ

公判で次々と明らかになる養鶏業者と国会議員、農水省幹部との黒いつながりに唖然《あぜん》としながら、自分が取材していた日々を振り返ってみた。

本来ならもっと前から調べるべきだったが、日常業務に追われ、ようやく19年10月から農水省、養鶏業界になぜアニマルウェルフェアの基準引き上げに反対するのか、その理由を知るために取材を始めていた。

まず日本養鶏協会（東京都中央区）を訪ねた。馬事畜産会館というビルの5階にある。

応対した浅木《あさき》仁志《ひとし》専務理事は温厚な感じの人で、「私は農水省出身です」と述べた。内閣府の国家公務員の再就職先を公開したサイトで調べると、農水省を18年6月に農林水産消費安全技術センター神戸センター所長として退職し、同年10月に日本養鶏協会に就職している。

浅木専務理事に2次案になぜ反対するのか、理由を聞いた。

「95％が従来のケージ飼いという（日本の）現状からすれば、止まり木、巣箱などの義務化という、正常な行動を表現する自由を取り入れるのは難しいです」

ただし、ＯＩＥで仮に止まり木義務化の基準が作られても、加盟国への強制力はない。その上、ＯＩＥが採卵鶏のルールを採択しても、日本はこれまでの他の畜産動物のアニマルウェルフェア飼養管理指針と同様、厳格な内容にはしないだろう。なぜ業界は警戒しているのか。

「ＯＩＥの影響は大きい。（国際基準ができれば）流通業界や意識の高い人は知るわけですから、アメリカみたいに放し飼いの鶏（ケージフリー卵）しか取り扱いません、とか言われると……」

なるほど、国際組織の影響力を懸念しているというわけか。確かに第四章で説明したように、近年米大手のファストフードや飲食チェーン、スーパーなどが次々とケージフリー卵への切り替えを発表しており、ルールよりむしろ消費者や企業の価値観の変化を業界が警戒していることが分かった。

次に農水省に行き、2次案に対する反対意見をOIEに出した理由を尋ねた。犬飼史郎《いぬかいしろう》畜産振興課長が対応した。

「アニマルウェルフェアをやっていかないといけないと思っていますよ。現に、畜産技術協会の採卵鶏に関するアニマルウェルフェアの飼養管理指針の周知のために、地方農政局などに通知を出すなど徐々に度合いは上げています」

その一方で、犬飼課長は以下のような主旨で平飼いのデメリットを挙げた。

「日本は湿度が高いので寄生虫などのコントロールがいる。平飼いにすると、強い個体が弱い個体をいじめてしまう。平飼いは旅館の雑魚寝、ケージ飼いはカプセルホテルで寝るようなもの。平飼いは施設用地の確保がいろいろと難しい。非常にシビアなコスト競争があり、経済的な成立をよく考えないと」

ケージをカプセルホテルに例えるとは！　カプセルホテルの1カプセルには人間1人だが、鶏のケージは数匹が閉じ込められているし、ホテルのように清潔でも快適でもないだろう。

畜産技術協会の飼養管理指針でもケージ飼いのメリットとして以下を挙げている。

「健康状態の点検、産卵状況の確認等の個体管理を行いやすい」

「鶏と排せつ物が分離されることにより、衛生的な管理が可能」

「社会的順位の確立等による闘争行動が軽減されるため、それによる事故の発生や、飼料摂取の不足が生じにくい」

しかし第四章で説明したように、大規模なケージ鶏舎での死体回収やほこり、足や羽がケージに挟まること、金網の上での足の炎症などの問題が起きている。しかもワクモなど寄生虫の問題は採卵鶏農場に共通する悩みであり、ケージ飼育イコール「衛生的」とは言えないだろう。そもそも、鶏らしく正常な行動が取れないことが苦痛そのものではないか。

佐藤衆介《さとうしゅうすけ》東北大学名誉教授が書いた『アニマルウェルフェア』（東京大学出版会）では、ケージ飼育の健康上の問題点を次のように説明している。

砂がないので砂浴びの真似事はするが、羽はきれいにはならない。その結果、羽は汚れやすく、爪は伸びすぎ、眠りは浅くなる。また面積が狭すぎるため、歩行も極端に少なくなる。ほかのニワトリへのつつきが多くなり、ケージで擦れることもあり、つつかれるニワトリの羽相は極端に悪くなる。眠りが浅く、運動不足のため骨軟化症や骨粗しょう症が多発し、出荷のときには三〇パーセントのニワトリが骨折するともいわれている。

（佐藤衆介『アニマルウェルフェア』）

英国の独立諮問機関「畜産動物福祉協議会」（ＦＡＷＣ）もケージ飼育の骨粗しょう症に言及している。

ケージ飼育の鶏の死因のうち約30％は骨粗しょう症に関連している。骨折すると動くことが困難になり、餌を食べたり、水を飲むことができなくなる。鶏は衰弱し、やがて死亡する。

（ＦＡＷＣ「Opinion on Osteoporosis and Bone Fractures in Laying Hens」）

農水省は「アニマルウェルフェアを尊重している」と言いながら、平飼いのデメリットを強調し、ケージ飼いの問題を直視しようとしない。コスト面に重きを置いている姿勢は業界と同じで、アニマルウェルフェアを国として推進していこうという姿勢は感じられなかった。

ちなみに犬飼課長は、鶏卵汚職事件の秋田元代表から違法接待を受けて処分された官僚の1人である。

秋田被告の息子、農水会議メンバーに

19年12月、農水省ＯＩＥ連絡協議会が開かれた。3次案では、巣箱、止まり木、砂浴び・ついばみ区域の設置などは「自然で動機付けられた行動である」と規定したものの、2次案の設置義務から「望ましい」と推奨に弱まっていた。内容は懸念した通り後退していたが、さらに驚いたのは、3次案に賛成する大半のメンバーの発言だった。

メンバーは当時、通常のメンバー9人、そして「臨時メンバー」には日本養鶏協会副会長でもあった秋田正吾アキタフーズ社長ら4人も入っていた。

私は当時、アキタフーズ社長が国のＯＩＥ案を議論するメンバーであることが何を意味するのか、皆目気付いていなかった。

3次案について、天笠啓祐《あまがさけいすけ》・日本消費者連盟共同代表ら一部のメンバーから「3次案に加わった『アニマルウェルフェアは、さまざまな舎飼いシステムによって達成できる』という文言では、バタリーケージを含め何でも許されてしまう」と、懸念する意見が出た。

しかし、他のメンバーからは「日本の意見がほぼ受け入れられたことが非常に大きい」（田中智夫《たなかとしお》麻布大教授）などと歓迎する意見が多かった。

啞然としたのが正吾社長の発言だ。

「日本はケージ飼いの方がいい。鶏はケージをつかむことで、もう止まり木の役目を果たしているのだと思います」

ケージを止まり木というとは……もうなんでもありではないか。これにはさすがに苦言を呈する声も出た。

私は会議終了後、正吾社長をエレベーターの前で呼び止め、止まり木発言の真意を尋ねた。

「止まり木には止まるんだけど、ケージでストレスは感じていないと思うんですよ。科学的にもう少し分析したい。ストレスを感じていないので産卵率もいいですから。病気を出さない、死なせないことが本当のアニマルウェルフェアでしょ。人間も長生きであればいいわけで」

確かに病気を出さないこともアニマルウェルフェアの一つだが、死なせないことだけがアニマルウェルフェアではない。自由に動けて、砂浴びして、止まり木に止まる、そんな鶏らしい行動ができて心身ともに幸せに生きるのがアニマルウェルフェアなのだ……。

私は「こういう考えで、ケージ飼いをどんどん拡大しているんだ」と妙に納得した。と同時に、非常に悲しい気持ちになった。

受け取った金は「たんす預金に」

さて汚職事件に戻ろう。

私は吉川被告の21年12月20日、22年1月12日、2月17日の被告人質問を傍聴した。いずれの日も、吉川被告は傍聴席に背を向けて座り、検察側の陳述の間は猫背気味に目を閉じていた。しかし、自分が発言する時はしっかりとした口調で話した。

秋田元代表から受け取った現金については次のようにくり返し釈明した。

「秋田さんは私を応援してくれていると思っていた」

「『私は高給取りだから、あなたは一切心配することはないから』と言われ、いずれ返さないといけないと思いつつ、つい甘えてしまった」

使途についてはこう述べた。

「会合のための飲食費に使ったことが多い。私的（流用）と言われたらそうかもしれません。たぶん（1800万円は）現金として残っていない」

裁判官から「『返さないといけない』と思いつつ、なぜ返さなかったのか」と質問されると、「たんす預金にしていたので、他のお金と混じっていた」。向井裁判長から「ホテルのトイレ前で現金を渡されたという特別な場面でも記憶はないのですか。直ちにお金を返そうとは思わなかったのですか」と聞かれると、「後から指摘されて思い出しました」と答えた。

私は空々しい言い訳に思わず笑いが込み上げた。政治家としての信念、矜持《きょうじ》というものをまったく感じない。1800万円は庶民感覚からしたら大金だ。約5年間にわたって受け取り続けておきながら、「政治家を助けてやろうかな、という気持ちなのかなと思った」と言ってのける姿を見ていると、「保身のためには平気でうそをつけるんだな」とあきれてしまう。

一方、農水族議員がOIE2次案に大きな危惧《きぐ》を抱いていたことも明らかになった。吉川被告は、養鶏業界、政治家、農水省幹部による三者協議について次のように述べた。

「議員の先生方は『アニマルウェルフェアは絶対やってもらったら困る。我々にとっても、業界にとってもすごい問題になる』と。西川（元議員）先生からも『アニマル心配だね』と言われた。『なんとしてでもこれ（2次案）は阻止しよう』という方もいた」

これを聞き、アニマルウェルフェアがいかに業界と政治家にとって邪魔であるかを思い知った。こういう癒着がある限り、きちんとした畜産動物を守る法律ができることはないだろう。

前述した通り、22年5月、向井裁判長は吉川被告が受領した現金計500万円を賄賂と認定した上、懲役2年6カ月、執行猶予4年の有罪判決を言い渡した。私は当日傍聴券を求めて地裁前に並んだが、傍聴希望者が何十人かおり、また抽選で落ちてしまった。

時事通信は当日、以下のように報じた。

（前略）向井裁判長は判決で、元代表の証言を基に、家畜飼育環境の向上を図る国際獣疫事務局（ＯＩＥ）の「アニマルウェルフェア」基準案が国内業者の打撃になるとして反対意見を取りまとめたり、中小業者に対する日本政策金融公庫の融資条件緩和を働き掛けたりすることへの謝礼だったと指摘した。

吉川被告には賄賂との認識があったと認定。盆暮れなどに合計１８００万円の供与を受けていたことから「政治献金だった」とした弁護側主張を退けた。

（時事ドットコム、５月26日）

私は判決要旨を読んでみた。向井裁判長は最後の「量刑の理由」で、次のように厳しい言葉を並べている。

「吉川被告の収賄行為は、国務大臣としての職務の公正さを害する危険性、ひいては農林水産行政全体の公正さに悪影響を及ぼす行為として非常に悪質である。第一供与（ホテルでの２００万円）の後、養鶏業者、農水省担当者、国会議員の三者による検討会の開催を農水省職員に指示するなどの便宜を図っており、各収賄行為は、農林水産行政や国政などにおける国民の信頼を大きく害する結果をもたらした」

これは糾弾と言っていいだろう。そのうえで次のように言及した。

「安易に収賄行為に及び、受け取った現金を返還しようともせずに全て消費したというのであるから、私欲的犯行と言える。大臣という重大な職責を担う者として、高度の倫理性、廉潔性が求められていたにも関わらず、その自覚が欠けていたと言うほかない」

「政治献金として100万円単位の現金を本件各犯行前から繰り返し受け取っていたために、本件の賄賂も政治献金と思っていたなどという、不合理で、一般的な常識からはかけ離れた弁解に終始しており、政治家としての規範意識の低さに対する反省には至っていない」

私はこの判決文を読んで胸がすく思いだった。自分が吉川元農水相に感じていたことと同じ怒りが、明快な文章から伝わってきた。

鶏卵汚職事件で政官業の癒着にメスが入り、贈賄・収賄側に有罪判決が下されたことは、この国の司法が機能していることを示した。ただし、公判で名前が挙がった複数の農水族議員と秋田元代表との関係はどうだったのか疑念が残った。


さて、OIEのアニマルウェルフェア案はその後どうなったのか。

21年5月、止まり木、巣箱などの設置を「望ましい」とした最終案が総会で採決に掛けられた。日本、米英、アフリカなどは賛成、EU(27カ国)は止まり木などの設置義務化を主張。一方、チリ、メキシコなど中南米諸国とインドは基準緩和を求めた。投票の結果、賛成が3分の2以上に届かず採択されなかった。22年2月にコード委員会が「現時点で見通しは立っていない」と報告しており、まだ基準はできていない。

具体性に欠け、法律でもない国の飼育指針

農水省は22年5月、「これまでの畜産技術協会（畜技協）のアニマルウェルフェア指針を普及するという方針を改め、農水省が普及を図ることにした」と公表した。乳牛、肉牛、豚、採卵鶏、ブロイラー、馬、家畜の輸送と農場内における殺処分に関する八つの「飼養管理指針」を作るという。

これは国会で鶏卵汚職事件に関連して、▽国のアニマルウェルフェアの飼育指針がないことが問題視されたこと▽畜産物の輸出促進のため、国際基準に準拠する指針を作る、という大きく二つの理由がある。ただし、指針はいくつか改善を促す項目もあるが、全体的には現状維持の傾向が強い内容である。

例えば採卵鶏では、次のようになっている。

・1羽当たりの「望ましい飼養スペース」が430～555平方センチと、日本の現在の

平均飼育密度を踏襲しているだけ。

・ケージ飼育はケージに羽が挟まる、金網に足や爪が絡んでけがをするなど苦痛を与えることがあるにもかかわらず、指針案には「アニマルウェルフェアの苦痛、傷害及び疾病からの自由」の点で優れていると記述されている。

ケージ飼育に骨折、骨粗しょう症が多いことは、前述したように海外の研究で明らかになっており、この指針案は農水省の第三者委が求めた「最新の科学的知見」に沿ったものと言えるのか。

しかもせっかく国の指針を作るというのに、「法律に基づかず、未達成でも罰則やペナルティーは伴わない」(農水省)としている。これでは従来の畜技協の指針と変わりがない。義務でないことをどうやって生産者に順守してもらい、実態を把握できるのだろうか。私には、「アニマルウェルフェアを推進していますよ」という雰囲気を醸し出しているようにしか見えない。

しかも農水省は、指針案は「OIEに沿った形で整理したもの」としながら、肝心のOIE基準の英文翻訳を一切、ホームページに掲載していない。皮肉にもARCがサイトに掲載している仮訳しかないのだ。今まで市民団体や研究者らから再三仮訳を掲載するよう求められながら、同省はやろうとしない。「国民は英語の原文で理解しなさい」ということか。尊大ではないだろうか。

さて、ここまで「ヴィーガン」になる主要な動機に動物の扱いがあることが分かり、その理由を知るために、第四、第五章で飼育実態、第六章で鶏卵汚職事件を通してアニマルウェルフェアが進まない日本の現状を探った。

最終の第七章では、気持ちを切り替え、ヴィーガン食を栄養面から考察したい。動物性食材を一切取らない食事は栄養的にどうなのか、体調の良さを言うヴィーガンも多いが、本当に「健康的」なのか、専門家に取材した結果を紹介する。

第七章

ヴィーガンは健康的なのか

ヴィーガン取材で気になっていたこと

私はこれまで出会ったヴィーガンの人たちから、「健康に良い」「体調が良くなった」などの感想をたびたび聞いた。確かに脂肪を取り過ぎている日本人の割合は増えており、肉やバターなどの動物性脂肪、パーム油などに多く含まれる飽和脂肪酸（血液中に悪玉コレステロールを滞らせ動脈硬化の原因になる）の過剰摂取は、肥満や心筋梗塞《こうそく》など循環器疾患のリスクを増大させると厚生労働省なども注意を促している。

ただし、国が推奨しているのは、塩分は控えめにして動物・植物・魚由来の脂肪を「バランス良く取ること」だ。ヴィーガンたちのように動物性食材を完全に抜いて十分に栄養が取れるのだろうか、体力が落ちたり病気にならないのだろうか——。

こうした問いを抱き私は取材を始めた。

日本のベジタリアン、ヴィーガンに関する研究は、疫学研究がわずかにある以外は、修行僧や治療食としての菜食の研究、菜食を実施している施設の献立の栄養評価などがある程度にとどまる。栄養士らでつくる日本栄養士会もベジタリアン、ヴィーガンに関する公式見解は出していない。

一方、アメリカ栄養士会は「適切に計画されたヴィーガンを含むベジタリアンの食事は、健康的で十分な栄養が摂取でき、ある種の病気には予防と治療にもなる」（２０１６年）という見解を発表している。以下に私が翻訳、要約したものを紹介する。

ベジタリアンの食事は、妊娠、授乳、幼少、思春期と成人後、そしてアスリートにとっても適切である。プラントベースの食は、環境に与える負荷が畜産物より低く持続可能性が高く、虚血性心疾患（心筋症や心筋梗塞）、2型糖尿病、高血圧、がん、肥満のリスクが低い。ベジタリアンは、肉や乳製品に多い飽和脂肪酸を少ししか摂取せず、食物繊維とファイトケミカルが豊富な野菜、果物、全粒穀物、豆類、種、ナッツをたくさん食べる。このような食生活を送ると、悪玉コレステロール値が低くなり、適切な血糖値が保たれ、慢性疾患が減る。

（米国栄養士会のベジタリアン食についての見解）

一般的にヴィーガンに不足しがちとされるのが、ビタミンB_{12}だ。悪性貧血を防いだり、神経や脳の機能を正常に保ったりする働きがある。魚介類に多く含まれるが、植物性食品にはほとんど含まれていない。この点について米国栄養士会は「サプリメントや強化食品を取る必要がある」と提言している。

不足しがちな栄養分はある

私は直接、科学的な見地から専門家の話を聞きたいと思い、文献やインターネットで調べてみた。そのなかでベジタリアンの実態調査を続けている仲本桂子《なかもとけいこ》・東京衛生アドベンチスト病院健康教育科長の論文を見つけた。仲本さんは筑波大卒業後、米ロマリンダ大公衆衛生学部栄養学科専攻で修士号と米国登録栄養士の資格、女子栄養大で栄養学の博士号を取得。日本人用ベジタリアンフードガイドを作成し、日本ベジタリアン学会理事も務めている。取材を申し込んだら快諾してくれた。

2021年10月、東京都内の同病院を訪ねると、仲本さんがにこやかに迎えてくれた。優しげな雰囲気がある方だ。コロナウイルス感染拡大防止策として、私はパソコンが置いてある別室に案内され、研究室にいる仲本さんとオンライン画面上でやり取りした。

仲本さんは08年、平均年齢45・2歳のベジタリアン(肉・魚介類を食べる回数が週に2〜3回以下のセミベジタリアンを含む)男性20人と平均年齢44・2歳の非ベジタリアン男性32人を対象に、1日当たりの栄養摂取量の比較調査を行った。このとき「動物性食品を一切食べない人は見つからなかった」ため、厳格なヴィーガンは含まれていない。

参加者には、3日間の朝・昼・夕食と間食について献立、食品名、食べた量などを記録してもらった後、栄養士が個別に面接して食事内容を確認し、1日の平均の栄養素量を算出した。

その結果によると、ベジタリアンでは非ベジタリアンより、カルシウム、マグネシウム、鉄、マンガン、食物繊維、銅、ビタミンK、ビタミンB_1、葉酸、食塩の摂取量が有意に高かった。一方、骨の成長促進などの働きがあるビタミンD、ビタミンB_{12}、コレステロール摂取量は低かった。

国民健康・栄養調査（04年）の1日当たりの平均値との比較では、カルシウム、マグネシウム、鉄、食物繊維、銅、ビタミンK、ビタミンB_1、葉酸については、ベジタリアンの方が高かった。ここでも、ビタミンD、ビタミンB_{12}、コレステロールは低く、特にビタミンDは同調査の7・7マイクログラム（μg）に対し、ベジタリアンは3・6μgで4・1μg低かった。ビタミンB_{12}は同調査7・1μgに対し、ベジタリアンが1・9μgでその差は5・2μgと、かなり大きい。植物性食品だけではビタミンB_{12}が欠如することは以前から聞いていたが、ビタミンDが半分という結果は、ヴィーガンに良い印象を膨ら

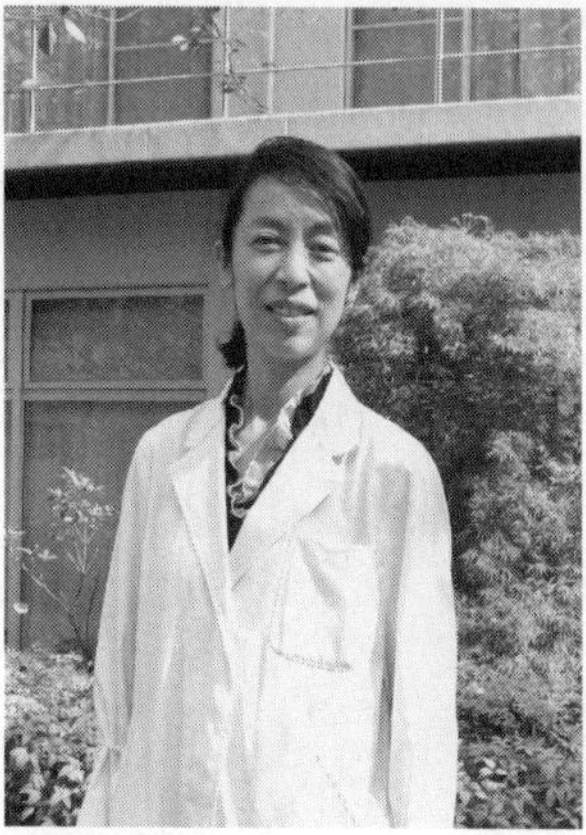

仲本桂子さん

ませていた私にとっても衝撃的な数字だった。

仲本さんは次のように分析した。

「ベジタリアンがコレステロール、動物性タンパク質、動物性脂肪量が低かったこと、カルシウム、マグネシウム、鉄、銅、食物繊維などの摂取量が高かったことは、生活習慣病予防の観点からみると好ましい結果でした。一方、ビタミンDとビタミンB_{12}が低かったことは良くないですね」

ベジタリアン、ヴィーガンが特に気を付けるべき栄養素についてさらに詳しく説明を聞いた。それは、①タンパク質②カルシウム③鉄④亜鉛⑤ビタミンA⑥ビタミンD⑦ビタミンB_{12}⑧n－3系脂肪酸の八つという。

以下、①～⑧それぞれについて仲本さんに見解を聞いてみた。

①タンパク質
筋肉や臓器など体を構成する最も重要な成分である。20種類のアミノ酸で構成されており、うち体内で合成できない9種類は必須アミノ酸と呼ばれ、食事から取る必要がある。タンパク質源には肉、魚、卵、大豆、乳類などがある。

タンパク質の含有量は、肉の方が植物性食品より多い。農林水産省の食事バランスガイド（1日の望ましい食事の組み合わせと量）によると、1日の摂取目安量が2200キロカロリーの場合、タンパク質の1日の目安はハンバーグステーキなど肉料理を1皿食べれば足りる。しかし、植物性食品だと冷ややっこ、納豆など3種類必要になる。

「米国栄養士会は、ヴィーガンの子どもはタンパク質を多めに取るよう推奨しています。ただし、調査で大人のベジタリアンのタンパク質の摂取量は、非ベジタリアンに比べ有意差はなかった。ナッツ、種、豆類、穀類を含めてバランスよく植物性食品を十分食べていれば、必要なタンパク質を摂取できます」

②カルシウム

体内に最も多く存在するミネラルで、99％は骨、歯などの硬い組織に集中している。カルシウムが慢性的に不足すると、骨量が減少し、骨折や骨粗しょう症を起こす可能性が高まる。

仲本さんの調査で、ベジタリアンのカルシウム摂取量は多かった。

「ベジタリアンはカルシウムが不足しがちと言われているので、気を付けてしっかり摂取しているのかもしれません。ただし、乳製品を取らないヴィーガンは骨粗しょう症にならないように注意を払うべきです。カルシウム摂取が低いと、骨折するリスクが一般の人より30％

上がるという研究結果があります。ただし、1日525ミリグラム以上のカルシウムを摂取していたヴィーガンでは、骨折リスクが非ベジタリアンと変わらなかったという研究も報告されています。海藻、小松菜などの濃い緑の葉野菜、がんもどきなどの大豆製品、ゴマ、アーモンドなどを食べるようにしてほしい」

③鉄

体内にある鉄の70%が赤血球のヘモグロビンや筋肉中のミオグロビンという、タンパク質の構成成分となっている。これらは「機能鉄」と呼ばれ、肺から取り込んだ酸素を全身の組織に供給し、貧血を予防する。残りの30%は「貯蔵鉄」として肝臓、骨髄、脾臓《ひぞう》、筋肉などに貯められ、機能鉄が不足したときに使われる。

鉄にはヘム鉄と非ヘム鉄があり、ヘム鉄のほうが体内によく吸収される。ヘム鉄はレバー、赤身肉、カツオなどの動物性食品に、非ヘム鉄はがんもどき、納豆、菜の花、小松菜、ホウレンソウなど植物性食品に多く含まれる。

「研究では、ベジタリアンのほうが鉄の摂取量が多かったですが、吸収率、供給源といった点で非ベジタリアンより低くなりがちです。植物性食品に多い非ヘム鉄はビタミンCが豊富な食品と一緒に取ると吸収が高くなりますよ。ただし、コーヒー、紅茶、ハーブティーなどを含めお茶と一緒に取ると鉄の吸収を阻害するので、お茶を飲むのは食間（食後2時間ほどたってから）にしましょう」

④亜鉛

多くの酵素の成分として重要なミネラル。タンパク質やDNA（デオキシリボ核酸）の合成、糖質の代謝、インスリンの合成、免疫反応などに関わり、魚介類、肉、海藻、豆類などに含まれる。

ただし、植物性食品に多い食物繊維は亜鉛の吸収を妨げる。米ぬか、小麦などの穀類、豆類に多いフィチン酸も細胞の酸化を防ぎ、活性酸素の発生を抑える効果がある一方、亜鉛と結合して鉄や亜鉛などのミネラルの吸収を阻害する面もある。

「ベジタリアンの亜鉛摂取量は非ベジタリアンと同じか少なめなので、植物性食品は発芽玄米や発酵させたものを取り入れ、クエン酸を多く含む食材と一緒に食べると吸収率が上がります」

⑤ビタミンA

皮膚やのど、口腔《こうくう》、気管支、胃腸などの粘膜を健康に保つ働きがあるため、免疫機能も高める。一方、欠乏すると、目の疲れ、粘膜や皮膚の異常、暗がりで目が見えにくくなる夜盲症、感染症への抵抗力の低下などが起こる。

レバー、銀ダラ、卵、牛乳、チーズなど動物性食品に多く含まれる。緑黄色野菜の色素成分のβ-カロテンは体内でビタミンAに変わる。

「米国栄養士会の見解では以前、ベジタリアンのビタミンA摂取量が懸念されていましたが、今はそうした指摘はありません。私の調査でも、ベジタリアンのビタミンA摂取量は非ベジタリアンと有意差はなく、むしろ国民健康・栄養調査より高かったほどでした」

⑥ビタミンD

骨の形成に欠かせない成分。小腸でカルシウムやリンの吸収を促進し、骨に沈着できるようサポートする。欠乏すると、成人は骨軟化症になるリスクが高まる。閉経後の女性は、骨粗しょう症による骨折を招く可能性が上がる。子どもには骨の成長障害が起こる。ただし、サプリなどで取り過ぎると、吐き気、下痢、腎臓や肝臓の機能障害が起きる。

ビタミンDは脂溶性なので動物性食品のほうが効率よく吸収されるが、キノコ類でも炒め物、揚げ物にすると吸収率が上がる。機械乾燥の干しシイタケは、かさの裏を日光に当てるとビタミンDを増やすことができる。

ビタミンDが多いのは、乾燥キクラゲ、マイタケ、マイワシの丸干し、シロザケ、ニシン、サンマ、シラス、アンコウの肝、卵黄、乳製品など。先に述べたように、ビタミンDはベジタリアンの摂取量が目立って低かった栄養素の一つだ。

「植物性食品のビタミンDの供給源は、キクラゲなどキノコ類に限られてしまいますから、低くなる傾向は否めません。特に（ビタミンDを体内で合成させる）日光浴があまりできない時期や地域では、ビタミンDのサプリメントや栄養強化食品を取る必要があります」

⑦ビタミンB_{12}

他のビタミンに比べて必要量はごくわずかだが、補酵素としてさまざまな反応に関係している。葉酸と協力して赤血球を生成するため、ビタミンB_{12}、葉酸のどちらかが不足すると、造血作用がうまく働かず悪性貧血になる。下肢がしびれ、進行すると運動失調などの神経障害が起きる。

ビタミンB_{12}は腸内細菌によっても合成されるので、極端な偏食をしない限り欠乏することはないとされる。レバー、カキ、アサリ、サンマ、シジミ、イワシ丸干し、サバなどの肉、魚介類に多く含まれるが、植物性食品にはほとんど含まれていない。

「ベジタリアン、ヴィーガンのビタミンB_{12}摂取量は少ない。現在ビタミンB_{12}の供給源は動物性由来のものだけであると考えられ、ベジタリアン、そして特にヴィーガンは不足しているので、サプリメントや栄養強化食品を食べることを勧めます。妊婦、授乳中の女性でもサプリは有効です」

私が出会ったヴィーガンの中には、ビタミンB_{12}の代わりに葉酸のサプリを飲んでいる人たちもいた。葉酸は焼きのり、レバー、枝豆、キャベツなどに含まれ、DNAをつくるのに不可欠な栄養素で、ビタミンB_{12}を含む食材と一緒に取ると効果的である。

しかし、葉酸はビタミンB_{12}ではない。

「ビタミンB_{12}が不足すると、欠乏症である悪性貧血が出ます。ただし、ベジタリアンは葉酸の摂取量が多い傾向にあり、葉酸を取ると症状が緩和されるので自覚されにくいため、悪性貧血が表面化しません。ほうっておくと症状が悪化し神経障害が出て初めて気付く、という方が多いようです。神経障害には、だるさ、息切れなどの異常な倦怠《けんたい》感、手足のビリビリした感覚、物忘れなど認知機能の低下、子どもの成長障害などがあります。症状はそれぞれ人によって違いますが、特に子ども、妊婦、授乳中の母親にとってビタミンB_{12}の摂取は必須です」

⑧n-3系脂肪酸

脳神経系の機能や皮膚の健康を保つなどの働きがある。脂肪（中性脂肪）の構成成分である脂肪酸は、飽和脂肪酸と不飽和脂肪酸に分けられる。飽和脂肪酸は、肉や乳製品、ラードなど動物性食品に多く含まれる。エネルギーとして使われ、中性脂肪やコレステロールの原材料としても利用される必須の栄養素だが、取り過ぎると肥満や生活習慣病を引き起こす。

一方、不飽和脂肪酸は主に魚や植物油に多く含まれ、構造によってｎ－３系、ｎ－６系、ｎ－９系などに分かれる。うち主なｎ－３系脂肪酸にはα－リノレン酸、ＤＨＡ（ドコサヘキサエン酸）、ＥＰＡ（エイコサペンタエン酸）の３種類がある。α－リノレン酸はえごま油、アマニ油、クルミなどに多く含まれ、体内でＥＰＡやＤＨＡに変換され、脳神経系の機能維持、皮膚の健康維持、血中中性脂肪の低下などの働きがある。ＥＰＡとＤＨＡは、ホンマグロ脂身、養殖マダイ・ハマチ、サバ、ブリ、サンマ、ウナギなどの魚に多い。

「魚を食べないベジタリアンとヴィーガンにとって、ｎ－３系脂肪酸の供給源は、えごま油、アマニ油、クルミなどに限られるため、摂取量は低いです。その上、ベジタリアンはｎ－６系脂肪酸の摂取量が多い。大豆油、コーン油などに含まれるｎ－６系脂肪酸を取り過ぎると、ＥＰＡ、ＤＨＡへの合成が阻害されるので、α－リノレン酸からＥＰＡ、ＤＨＡには変換されにくくなります。

ですから、特に妊婦、授乳中の女性はｎ－３系脂肪酸を補う海藻由来のサプリ摂取を薦めます。α－リノレン酸を含めn－3系脂肪酸を多めに取ることが理想的です」

生粋のベジタリアン

ところで、仲本さん自身はヴィーガンなのだろうか。聞いてみたところ、「ヴィーガンを目指しているベジタリアン」という。ベジタリアンになったきっかけを聞くと、笑みを浮かべて話してくれた。

「ベジタリアンだった両親の影響で菜食に慣れ親しんだせいか、小さい頃から肉は嫌いで、グルテンミートなどの植物肉をおいしく感じていました。留学先のカリフォルニア州では、レストランのメニューの肉を豆腐に代えることができるなど選択肢があり、生活しやすかったですよ」

不足しがちな栄養素はどうやって補っているのだろうか。

「ビタミンDはキクラゲ、マイタケ、干しシイタケを食べ、通勤で歩くときに日光浴をしています。シリアルなどの栄養強化食品やサプリも取っています。ビタミンB_{12}は、シリアルやニュートリショナルイーストなどのビタミンB_{12}栄養強化食品やサプリ、クロレラ（緑藻類）のサプリ。n－3系脂肪酸は、アマニ（種）入りのナッツバターをパンに塗って食べたり、えごま油をドレッシングオイルに入れたり、クルミをデザートや料理に使っています」

仲本さんは育った環境の影響もあるのか、生粋のベジタリアンのようで、専門知識を生かしてヴィーガンに近い食生活を楽しんでいるようだった。ただし、ベジタリアンに対する研究結果を聞くと、タンパク質やカルシウムは足りているようだったが、ビタミンD、ビタミンB12、n－3系脂肪酸の摂取量は低めで、サプリで補給する必要があるのが気になった。私が出会ったヴィーガンの人たちは、サプリがあまり好きではなく継続して飲んでいる人は非常に少なかったからだ。

栄養士会はヴィーガンについての見解を出していない

次に私は同じ栄養学でも、ヴィーガン寄りではない立場からの話を聞いてみたいと思った。できたら重鎮のような学者がいい。そこで思いついたのが、管理栄養士、栄養士でつくる日本栄養士会・会長である中村丁次《なかむらていじ》さんだ。

中村さんは1948年生まれ。徳島大医学部栄養学科卒。聖マリアンナ医科大病院栄養部長などを経て、2011年に神奈川県立保健福祉大の学長に就任した。ヴィーガンの取材をする中で著書『臨床栄養学者中村丁次が紐解《ひもと》くジャパン・ニュートリション』（第一出版、2020年）を読んだ。同書には戦後の学校給食により動物性タンパク質、脂肪、カルシウム、ビタミンAの摂取量が著しく増え、子どもの栄養状態が良くなったこと、最近話題の加齢に伴う全身の機能低下状態であるフレイルなどが解説されており、勉強になった。

21年11月、神奈川県立保健福祉大を訪れた。中村学長は取材の前後も予定が詰まっているようで、慌ただしく部屋に入ってきた。私はできるだけ簡潔に質問しようと緊張して取材に臨んだ。

まず、米国栄養士会と日本栄養士学会の見解の違いについて聞いた。米国栄養士学会は「適切に計画されたヴィーガンを含むベジタリアンの食事は、健康的で十分な栄養が摂取でき、ある種の病気には予防と治療にもなる」と見解を出しているが、日本栄養士会は見解を出していない。なぜなのか。

「どの段階のベジタリアンのことを示しているのか、気を付けないといけない。例えば、エッグベジタリアンとか、ミルクベジタリアンとか、フィッシュベジタリアンなら、必要な栄養素が全て取れるから、健康になる可能性はあります。しかし、動物性食品を一切取らずに、40近い栄養素を不足しないように健康で長寿であり続けるには、まだエビデンスが不足しているし、個人的な変動が大きい。だから、日本栄養士会として『ベジタリアンは優れている』というメッセージを出すのは危険だと思っています」

中村さんは、個々の体の状態、年齢などによって推奨される食事は違うと指摘する。

「最近言われているのは、病気の発症率を防ぐということと、その病気をもったまま高齢になって死亡する割合を減らす食事は違うのではないか、ということ。

例えば、中高年で生活習慣病を引き起こすメタボ（メタボリックシンドローム。内臓脂肪肥満の人が高血圧、高血糖、高脂質のうちいずれか二つ以上を併せ持った状態）。その予防のために特定健診・特定保健指導（40～74歳に健診を行い、生活習慣病の発症リスクが高いと判断された人には、医師、保健師、管理栄養士が食事、運動、喫煙、飲酒などの改善を目指して指導する）が行われてきました。腹八分目の食事をして肥満を防ぎ、心筋梗塞を減らしてきたわけです」

しかし、心不全を患った高齢者が低栄養で痩《や》せて亡くなるケースが増えているという。

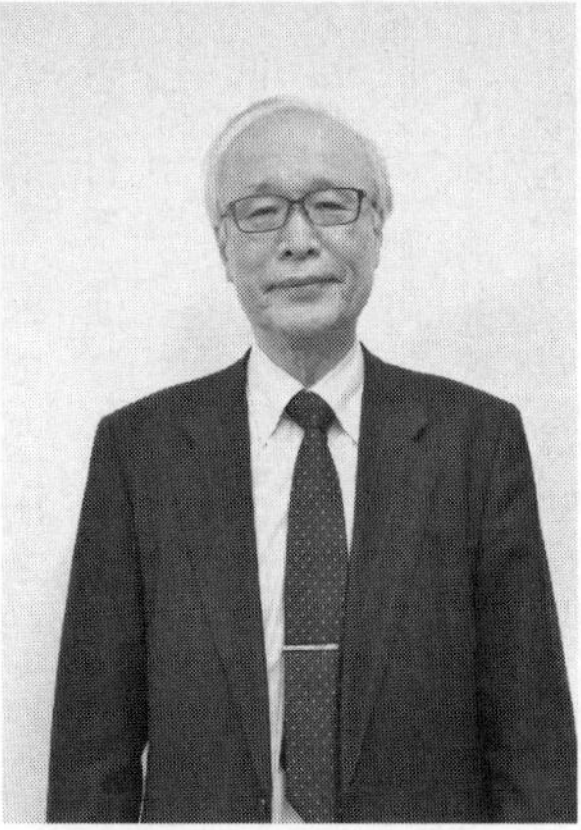

中村丁次さん

「高齢になると、普通に食べていても栄養状態が悪くなり、心臓の機能全体が低下して死に至ります。なのに中高年でやった過食とか動脈硬化を防ぐために肉をやめるなど、メタボ対策を続けていると、高齢期の栄養失調を助長してしまう。いわゆるフレイル状態になるわけです。60～70代ぐらいになるとギアチェンジが必要になります」

フレイルと食事の関係については、『中村丁次が紐解く～』でも説明されている。それによると、フレイルとは、筋肉の量や機能が低下するだけでなく、認知機能の低下やうつなどをもたらす精神的なフレイル、引きこもりや他人とのコミュニケーションが減少する社会的なフレイルも含まれる。

低栄養になると、疲労感の増大、筋力低下による歩行速度と活動量の低下が起こり、フレイルになりやすくなり、介護リスクが増す。65歳以上になると、BMI（肥満度を表す指数。25以上が「肥満」で、脂質異常症や糖尿病、高血圧などのリスクが倍以上になるとされる）が25以上の人は、引き続き腹八分目による減量が必要だが、それ以外の人は、しっかり食べることが重要と中村学長は説いている。

「ベジタリアン的な食生活がメタボ、大腸がん、乳がんなどの過剰栄養でリスクになる病気を予防し、コレステロールが下がる、血糖が上がらないとか、そういうデータはあります。欧米食中心の中高年がメタボ対策で腹八分目にして、ベジタリアンを参考にすることに異論はない。しかし、成長期にある赤ちゃんと子ども、フレイルが心配な高齢者に対してベジタリアンの食事が有効なのか……。どういうベジタリアンなのか、ベジタリアン・ヴィーガン食がすべての人に良いと言えるのか、個人差はないのか。私はこの三つにはまだ答えがないと思っています」

60代以上の中高年がペスコ・ベジタリアン（卵、乳、魚介類を食べる）になっても、適応できるのかもしれません。肉をやめて魚介類で動物性タンパク質を取るのはありうる。現代の栄養学ではここまでしか、まだ分かっていないのです」

ヴィーガンに不足しがちなビタミンB_{12}について、「腸内細菌で作られるから、食べ物から取らなくても大丈夫だ」と主張する医師らがいることを聞いてみた。

「そのエビデンスはあります。例えば、ビタミンB_1とB_2は食事から1ミリグラム必要とされていますが、実は人間の必要量はもっと多く、それは腸内細菌が合成しています。ただし、すべての栄養素を腸内細菌でまかなうことができるのか。人間にとって必要な量まで作ってくれるのか、それは別の問題です。ヴィーガンを長年やっている人は特別な消化機能と微生物を持っているのかもしれません」

人新世の健康な食事とは

中村さんは『中村丁次が紐解く～』の中で、科学誌ランセットが2019年1月に発表した、EATランセット委員会（ノルウェーの財団がランセットと組んだプロジェクトで、世界の科学者37人が参加）の報告書「人新世の食料　持続可能なシステムによる健康な食事」に言及している。16カ国37人の専門家による同報告書は、50年に人口が約100億人に膨らむことを見据え、健康と地球環境への負担のバランスが取れる食の在り方を示した。

つまり砂糖のような不健康な食品を減らし、環境負荷が多い肉などの消費をできるかぎり減少させ、野菜、果物、豆類を多く取り、牛乳、乳製品は適度に取るよう推奨している。

EATランセット委が提案したのが、「The Planetary Health Diet」(地球のための健康的な食事)。それを1枚の皿の絵で表すと、半分が果物、野菜、ナッツで、残り半分は主に全粒穀物、植物性タンパク質、不飽和脂肪酸の多い油、適度な量の肉と乳製品などとなっている。この食事で注目されたのは、1日2500キロカロリー必要な人の場合の肉類の摂取量で、牛・羊肉が計7グラム、豚肉が7グラム、鶏肉類が29グラムなどと記されている。

1日の牛・羊肉、豚肉合わせて14グラム、鶏肉が29グラムというのは少なく感じる。そんなに肉をがつがつ食べない私でさえ、1日当たり豚肉か鶏肉を50~100グラム(生肉で換算)程度は消費しているからだ。

「EATランセット委によると、食事による1人当たりの温室効果ガス排出量の国際比較で、先進20カ国中、日本はトルコに次いで低かった。現在の日本人の食事がプラネタリーヘルスダイエットになっているという結論でしたよ」

――ということは、ランセットは欧米人に対して「ここまで努力しないと、地球はもたないよ」と警鐘を鳴らしているということでしょうか。

「そうです、欧米人には今後の食事の方向性として有効なメッセージだと思います。これからの食事は、野菜や果物、未精製の穀物を豊富に取り、肉・乳製品より魚を多く使い、コンサーバティブで、あんまりハイテクな技術を使わない方向性を目指すべきではないでしょうか。日本の食事がなぜ栄養バランスが取れ、環境負荷が低いのか。それは伝統的な食文化を守りながら、栄養状態は近代的な科学によってほどよく欧米化したから。あんパンですよ。あんという日本の伝統的なスイーツをパンという欧米の食材で包んだのです」

高齢社会で団塊の世代がフレイルの問題を抱えることになると、医療費より介護費がかかるようになる。病気になっても健康な生活をしよう、というのが健康寿命の考え方。ＱＯＬを維持する社会を作る。それを支えるのは栄養であると中村さんは締めくくった。

「65歳以上で肥満でなければ、しっかり食べることが重要」という中村さんの言葉は、50代半ばの私にとっても参考になった。高齢期に腹八分目を続け、動物性タンパク質を絶つことは栄養失調につながる恐れがある、との指摘には説得力がある。

食事による温室効果ガス排出量も、日本は先進国の中で非常に少ない。私がこれまで欧米を旅行した際、飲食店で料理を注文すると、日本人1人分の2～3倍はある量の肉が皿に盛られ、食べきれなかった。肉を食べ過ぎている外国人こそ、健康のためにもプラネタリーヘルスダイエットが推奨されているのだろう。

「野菜だらけの食事は脳卒中が起こりやすい」

中村学長にヴィーガン食と健康、病気との関係で詳しい研究者を尋ねたところ、「津金昌《つがねしょう》一郎《いちろう》先生（国立健康・栄養研究所長）がいい」と薦められた。

津金さんは1955年生まれ。慶応義塾大医学部卒。医学博士で、国立がん研究センターの社会と健康研究センター長などを経て、2020年に国立健康・栄養研究所長に就任した。肉食とがんの関係などについても詳しく、ヴィーガンと病気についても最適の研究者だと思った。

21年12月、同研究所に伺った。私が「文系なもので……」と言うと、津金さんは用意していた資料やパワーポイントを示しながら丁寧に説明してくださった。気さくな方だと感じた。

津金さんは、まず日本が世界トップの長寿国になった理由から説明した。

厚生労働省によると、2020年の日本人の平均寿命は、女性が87・74歳、男性が81・64歳で、いずれも過去最高を更新。女性は世界1位、男性は2位だった。男性の1位はスイスで81・9歳（19年）だった。経済協力開発機構（OECD）によると、主要7カ国（G7）の中で、20年の日本の平均寿命は男女ともに1位だった。

「日本人の寿命が長い最大の原因は、死因の一つである心筋梗塞などの虚血性疾患が非常に低いから。G7の中でもフランスと並んで低い。虚血性疾患の主因は肉に含まれる飽和脂肪酸ですが、日本人の肉（牛肉、豚肉、ハム・ソーセージ類の合計、15年の国民健康・栄養調査）の摂取量は62グラムで、国際的な平均値の約90グラムと比較するとそんなに食べていない。そして日本人は魚を食べている。魚には血液をさらさらにする効果があるｎ－3系脂肪酸が含まれているので、虚血性疾患になりにくいのです」

一方で、長らく死因1位だった脳卒中（脳梗塞、脳出血、くも膜下出血など脳の血管が破れたり詰まったりする病気の総称）の死亡率が（1965～70年を頂点として）劇的に減ったことも大きい。

「降圧剤の普及で血圧がコントロールされるようになったことに加えて、肉、牛乳、乳製品をよく食べるようになり、飽和脂肪酸とカルシウム摂取が増えたことが主な要因です。野菜だけの食事は、動物性食品が欠如しているので脳卒中が起こりやすい。

肉の悪いイメージは、コレステロールの原料になる飽和脂肪酸が多いこと。コレステロール

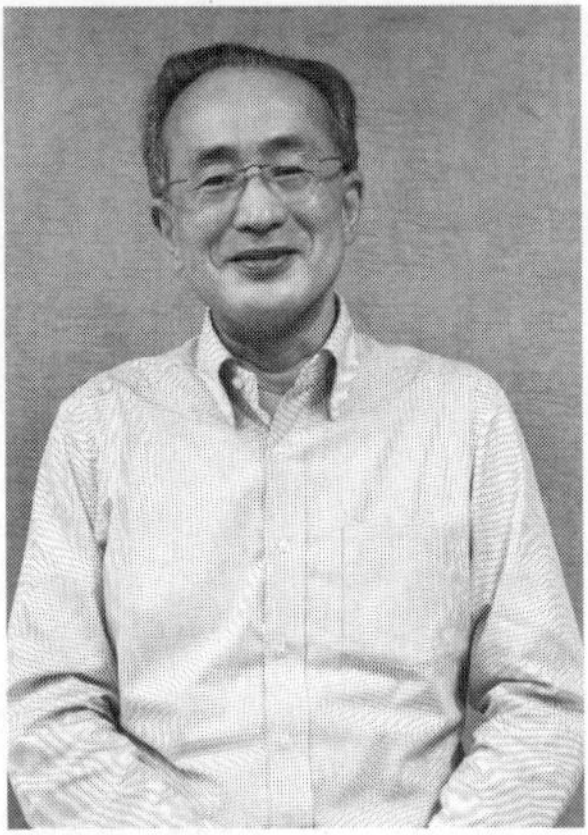

津金昌一郎さん

過剰で脂質異常症を起こして動脈硬化になり、心筋梗塞を発症する。それが欧米で進む肉食忌避の背景にあります」

悪者のイメージのコレステロールだが、実際には血管の大切な構成要素でもある。多過ぎると動脈硬化を起こすが、少な過ぎると血管が破れやすくなってしまう。

「伝統的な日本食は塩分が多いため、高血圧になり、血管が脆弱《ぜいじゃく》な状態だったため、脳出血でたくさん死亡していました。それが戦後、欧米型の食事を取り入れるようになって脳卒中が大きく減少した。しかも、日本人は肉をアメリカ人みたいに大量に食べていないので、虚血性疾患は増えていないのです」

肉食と病気の関係は簡単にはいえない

2015年10月、世界保健機関（WHO）の専門組織の一つである国際がん研究機関（IARC）は、ハム、ソーセージなどの加工肉について、「人に対して発がん性がある」、レッドミート（牛肉、豚肉、羊肉、馬肉などの赤肉）に関しては、「人に対しておそらく発がん性がある」と発表。大腸がんのリスクは、「毎日50グラムの加工肉を食べると18％、毎日100グラムの赤肉を食べると17％増える」と報告した。

IARCの報告について、津金さんは次のように分析した。

「これは肉をたくさん食べる欧米で行われた研究に基づく判断です。肉食と大腸がんとの関係性を調べた研究はたくさんあり、加工肉は大腸がんになりやすいというデータが一部の例外を除きそろっています。赤肉については完全に明確になったわけではないため、『おそらく』という言葉が付いた。赤肉は、タンパク質やビタミンB、鉄、亜鉛など健康維持に有用な成分もたくさん含んでいます。赤肉摂取で脳卒中のリスクは下がるという面もあります。何事にも良い面があれば悪い面もあり、オールマイティじゃない。そのバランスを正確につかんで行動することが重要」

日本では、全国の45～74歳の男女約8万人を対象にしたコホート研究が行われている。コホート研究について、津金さんの著書には次のように説明されている。

年齢など一定条件を満たした数万～数十万人という大規模な集団を対象に、食生活や生活習慣などについて、ベースライン調査と呼ばれる基礎調査を行ない、その後、病気の発生について長期間追跡し、生活習慣と病気の発生との関連について、将来に向かって調査する研究。

（津金昌一郎『科学的根拠にもとづく最新がん予防法』祥伝社新書）

1995年と98年に生活習慣に関するアンケート調査を行い、その後2006年まで8〜11年間追跡調査を実施。日頃食べている肉類の総量と、赤肉と加工肉の1日当たりの摂取量に基づいて男女5グループに分け、各群がその後大腸がん（直腸がんと結腸がん）になる確率を調べた。

その結果、8万人のうち大腸がんになったのは1145人（結腸がん788人、直腸がん357人）だった。1日当たりの肉類全体の摂取量が100グラム以上の男性のグループと、赤肉の摂取量が80グラムを超える女性のグループは、ともに結腸がんリスクが高かった。ただし、肉類全体では結腸がんとの関連が見られた男性も、赤肉に限定すると有意な関連は見られなかった。

「赤肉摂取が一番高いグループでは男女ともにリスクが高かったけれど、他の研究ではあまりはっきりしない。それは、たくさん肉を食べている日本人が少ないから」

ということは、大腸がんリスクが高いのは一部の肉食べ過ぎの人ということになるのだろうか。

「確かに日本人で一番肉を食べている上位20％は、もしかしたら大腸がんのリスクが上がるかもしれない。じゃあ、本当に肉は悪者なのか。米国で約30万人の男性を対象に、赤肉を食べる量によって約20％ごとにグループ分けして死亡する確率をみた研究があります。赤肉の摂取量が多いほど死亡する確率は上昇していた。がんと循環器疾患による死亡リスクも上がっていた。でも、アジアの約30万人の7~16年間の追跡調査（13年）では、赤肉を食べている人のほうが下がっていた。特に循環器疾患の死亡リスクが低下しました。肉は脳卒中を予防する効果があったからです。ただし、肉を食べ過ぎると死亡率は上がるので、たくさん食べればいいという話でもありません。

ですから、肉をいっぱい食べている欧米社会においては、ベジタリアンは虚血性疾患の予防という意味では健康的ですが、日本人は赤肉の量について、一部の食べ過ぎている人を除けばあまり心配する必要はないのではと考えます」

「ヴィーガンの股関節骨折リスクは2倍」

津金さんによると、ベジタリアンとヴィーガンが多いイギリスでは、健康や疾病との関連性を調べる研究が盛んに行われているという。

2019年9月、医学誌「The BMJ」に掲載された英オックスフォード大によるコホート研究は、「魚を食べる人とベジタリアン（ヴィーガン含む）は、肉食の人に比べて虚血性心疾患のリスクが低い一方で、ベジタリアンの脳卒中リスクは肉食より高かった」などと報告している。

研究は、虚血性疾患、脳卒中などの既往歴のない計4万8188人を対象に実施。内訳は、肉食の2万4428人、肉は食べないが魚を食べる人7506人、ベジタリアン(ヴィーガン含む)1万6254人。

18年間にわたって追跡調査したところ、2820人が虚血性疾患、1072人が脳卒中になっていた。そのうち、虚血性疾患の発症率は、魚を食べる人は肉食より13%、ベジタリアンは22%それぞれ低かった。対照的に脳卒中の発症率は、ベジタリアンが肉食より20%も高かった。

ヴィーガン、ベジタリアンと骨折との関係を調べた研究もある。20年11月に医学誌「BMC Medicine」で発表された英オックスフォード大が行ったコホート研究は、肉食の人(2万9380人)と、魚を食べる人(8037人)、ベジタリアン(1万5499人)、ヴィーガン(1982人)の食スタイルが違うグループを比較。病院の記録や死亡証明書などを基に6~23年間追跡した。

肉食を「1」として、他の三つのグループと比べた結果、股関節《こかんせつ》骨折のリスクは、ヴィーガンが2・31、魚を食べる人が1・26、ベジタリアンが1・25。足の骨折リスクは、ヴィーガンが2・05、魚を食べる人が1・07、ベジタリアンが1・01だった。特にヴィーガンに倍以上の数値が出ていることには驚いた。

その他についても、ヴィーガンは腕の骨折リスクが1・56、全体的な骨折リスクが1・43などと、他の食生活スタイルより高い傾向が出た。

「ヴィーガンは乳製品を取らないからカルシウムが不足するので、当然骨折のリスクは上がります。高齢者が股関節の骨を折ると、歩けなくなる。要介護になって自立できなくなるので大きな問題です。若い人でも骨折するケースがあるかもしれない」

日本食は環境負荷が低い

このような病気や骨折のリスクを知った上で、地球環境にも配慮しながら日本人が目指すべき食事とはどのようなものなのか。

「世界は、国連の持続可能な開発目標（SDGs）を達成するために、健康と環境を配慮した持続可能なフードシステムを実行する必要があります」

その上で、中村丁次・神奈川県立保健福祉大学長とのインタビューでも登場した、EATランセット委員会が提唱した食事「プラネタリーヘルスダイエット」に触れた。

EATランセット委員会は、野菜、果物、ナッツ、豆類など植物性食品を倍以上に増やし、砂糖、赤肉などの消費量を50％以上減らす必要があると提言している。津金所長は、プラネタリーヘルスダイエットが推奨する1日のエネルギー量の2500キロカロリーの場合の食品摂取量を、国民健康・栄養調査（18年、20歳以上）に基づき、日本人平均の1930キロカロリーに換算して検証した。

その結果、表3の通り、芋類、野菜、豆類はプラネタリーヘルスダイエットの目安を満たし、果物、乳類は若干少なめ、ナッツ類はかなり少なかった。一方、赤肉は目安の約6倍、卵は約4倍、魚は3倍取っていた。全粒穀類の数字は多いように見えるが、調理後の重量で示しているためで、原材料に換算すると半分以下になるという。

津金さんは、日本人の食事の特徴をどう見るのだろうか。

「全粒穀類とナッツは少なく、魚介類と豆類が多めで、赤肉と卵を除けば、だいたい摂取可能な範囲に収まっていました。日本人の赤肉摂取は1日当たり69・9グラムで、プラネタリーヘルスダイエットで提案されたのは11グラム。しかし、脳卒中が多い日本人にとっては、この量は少ないです」

今、特にアメリカでは平均寿命の低下が大きな問題になっているという。

「コロナ禍前から、がくっと下がり続けています。主な原因は、貧困状態にある人たちがソーダ水を飲みながら、ハンバーガーとポテトなどジャンクフードを食べて太っていること。野菜や全粒粉穀物など植物性食品を豊富に取り、スポーツジムで運動しているイメージのアメリカ人というのは一部のエリート。底辺で苦しんでいる大半の人は、野菜を食べずに不健

食品・栄養素群 食品・栄養素	1日摂取量(g) (可能な範囲)	国民健康・栄養調査2018年、 20歳以上	
全粒穀類 米、小麦、トウモロコシなど	179	(穀類)※調理後重量	(418.9)
いも、でんぷん質野菜 じゃがいも、キャッサバ	39 (0–77)	いも類	50.9
野菜類 全ての野菜	231 (154–462)	野菜類	281.4
果物類 全ての果物	154 (77–231)	果実類	100.9
乳製品 全乳または同等品	193 (0–385)	乳類	109.2
たんぱく質源 赤肉(牛、豚、羊肉)	11 (0–22)	畜肉	69.9
同上 鶏肉、その他家禽類	22 (0–45)	鳥肉	32.4
同上 卵	10 (0–19)	卵類	42.4
同上 魚	22 (0–77)	魚介類	70.1
同上 豆類	58 (0–77)	豆類	66.4
同上 ナッツ類	39 (0–58)	種実類	2.7
添加脂質 不飽和脂肪酸	31 (16–62)	—	—
同上 飽和脂肪酸	9.1 (0–9.1)	—	—
添加砂糖 全砂糖	24 (0–24)	—	—

表3　科学的根拠に基づく人と地球にとって健康的な食品・栄養素の目標（2,500kcal/日当たりでの表示を日本人平均1,930kcal/日に換算）と日本人の摂取状況（出典　津金昌一郎「フードシステム研究」日本フードシステム学会　第27巻3号2020.12）

康な食事をしているから肥満になってしまう。BMIが30を超える肥満がすごく増えており、日本人の増え方とは程度が違います」

欧米人の食事のもう一つ大きな問題として、ソーダ水（砂糖入り炭酸飲料）を大量に飲んでいる点を指摘する。

「日本人は緑茶を飲む習慣があるので、太らない。焼き魚定食にコーラは合わないでしょ。僕はハンバーガーを食べるときはコーラを飲みたくなるけれど、和食には緑茶がいい」

WHOによると、G7の中でBMIが30を超えている日本人（16年）は男性が4・8％、女性が3・7％。これに対して他の6カ国は、男性が20・1～35・5％、女性が19・5～37・0％と桁違いの多さだ。

「しかも、日本人男性のBMI平均値は上がっているけれど、女性は下がっている。極端なダイエットで痩せている人がどんどん増えており、20を割ると健康に悪い。特に20代女性の痩せ（BMIが18・5未満）が2割と多い。これまでメタボ対策で一生懸命痩せさせようとしてきたけれど、今はフレイルのほうが問題ですよ」

――ベジタリアン、ヴィーガンの食生活は環境には優しいと考えますか。

「環境負荷は少ない。日本人の4～5倍の肉を食べるアメリカのような社会では虚血性疾患が多いから、野菜を食べることは健康的。しかし、日本ではそういうことになっていない。最近のデータで、日本人の飲食の重量の84％はプラントベース、アニマルベース（動物性由来）は12％、シーフード（魚類）が3％と推計されています。タンパク質は魚、豆類、肉からほどほどに取っている点が良いのです」

――お話を聞いていると、欧米人こそが食習慣をドラスチックに変える必要性があるように思えます。

「世界中の人が日本的な食生活になれば、かなり環境負荷は低くなります。日本食はすばらしい。欠点は塩分。油をあまり使わない代わり、しょうゆ、みそなどで味を付けているから塩分が高くなる。ＷＨＯは、1日当たりの塩分を5グラム未満にしなさいと提言している。塩分が少ない和食がベストですが、5グラム未満にすると病院食みたいな薄味になってしまう。塩分控えめな調味料を使うなどの工夫が必要かもしれない」

――肉の量はどれくらいがお薦めですか。

「僕が主任研究者を務めているコホート研究で、飽和脂肪酸の摂取量と循環器疾患との関連を調べたところ、心筋梗塞のリスクを上げずに、脳卒中のリスクを下げる飽和脂肪酸の摂取量としては、1日20グラム程度でした。これは、コップ1杯の牛乳と、2日に1回150グラム程度の赤肉を取るぐらいの量で、これだと大腸がんのリスクも上げないと思われるので、日本人にはお薦めです。

加工肉であれば、目玉焼きに付ける薄いハム2枚ぐらいをできたら2日に1回。ソーセージも食べる人なら、ハムは週に1回程度にしておくとか。加工肉が嫌いであれば、無理して食べないほうがいいでしょう」

厚生労働省が提唱する指標「健康日本21」は、1日当たりの野菜の目標値を350グラム以上（栄養素の量）としている。

「野菜と果物は毎日合わせて400グラム程度が一番効果があり、日本人の野菜摂取は平均約380グラムで、60歳以上は平均400グラムを取っています。しかし、20～40代の野菜摂取は300グラム程度にとどまる一方、肉が多く魚介類、豆類の倍以上を食べています」

――プラネタリーヘルスダイエットに対し、肉の摂取量が少な過ぎるとの異論が噴出していると聞きましたが、どういうことでしょうか。

「それは当然、食肉業界が猛反発するでしょう。ベジタリアンを研究しているオックスフォードの学者たちと一緒に食事とがんとの関係について論文を書いたとき、肉の記述に関していろいろな攻撃があったと聞きました。自分たちの産業を守るために反発される。たばこ業界も『たばこは健康に悪い』と言われると、反発しますから。

日本人のうち、肉を食べ過ぎている2割程度の人は抑制するべきですが、それ以外の8割の人はそんなに心配しなくていい。ベジタリアン、ヴィーガンは欧米人にとって、相対的にヘルシーなイメージはあります。ですが、絶対的に健康な食生活とは言えません」

津金所長の取材を通して、大腸がんリスクに関しては、欧米人並みに肉を食べている人が気を付ければよく、むしろ野菜だけの食事では脳卒中のリスクを高めることが分かった。ヴィーガンの足の骨折リスクが肉食の2倍という研究結果については、正直怖いなとも感じた。特に妊婦や成長期にある子ども、フレイルになる可能性がある65歳以上の人には、むしろヴィーガンはリスクが高いことも知った。

専門家の取材を通して見えたもの

さて私は3人の専門家の話を踏まえ、ヴィーガンと栄養について熟考した。その結果、ヴィーガンは動物の権利擁護や環境保護の側面からは倫理的であり、将来的に新たな知見や不足がちな栄養素を補う食品が出てくるかもしれないが、現時点では「完全に健康な食スタイル」ではないと考える。

まず仲本さんの話から、植物性食品だけでは摂取できない栄養素があり、ヴィーガンでは特に鉄、ビタミンD、ビタミンB_{12}、n－3系脂肪酸が不足していることを懸念する。

これまで出会ったヴィーガンは、ほとんどの人が「今のところ不調はない」と、足りない栄養素のサプリを取っている様子はなかった。私自身、栄養は本来食事から取るべきものと思っているので、サプリを飲みたくない気持ちは分かる。

錠剤、カプセルなどの健康食品の使用について、消費者庁は「健康維持の基本は『栄養バランスの取れた食事、適度な運動、十分な休養』です。（中略）不足している栄養素を補う、運動の効果を助けるなどの効果が期待できる製品もありますが、特定の栄養素を大量に取ると健康被害を受ける場合があるので、適切に使うためにはある程度の知識と注意が必要です」（健康食品Q＆A）などと注意を促している。栄養素をきちっと計算できる知識がなく、むやみにサプリを飲めば過剰摂取になり、かえって体に良くないだろう。

ただし、ヴィーガンになる理由は、人間の動物に対する非倫理的な扱いに対する批判、抗議、「動物を殺して食べたくない」というものが最も多く、自分の健康や環境問題より大きな位置を占めている。だから、信念を持つヴィーガンが健康リスクがあると知っていても、容易に止めるとは思えない。ヴィーガンとは思想、哲学、主義だからだ。

ヴィーガンに関しては、科学的なファクトやリスクを知った上でその生き方を選ぶのかどうかをよく考えた方がよいのではないだろうか。そして、自分できちんと栄養管理をしてほしい。私がこれまで出会った動物を愛する人たちから、「動物性食品を完全に抜いたらふらふらになって、長くは続かなかった」という話を聞いたこともあるからだ。

もちろん、植物性食品が一番好きで肉や卵を食べたら気分が悪くなる人もいるし、栄養面をきちっと考慮しながらヴィーガン生活を心から楽しんでいる人もいるので、どんな食生活を送るかを決めるのは個人の自由だ。ただし、肉を食べたいのに我慢をしたり、不調になったりしてまでヴィーガンを続けても意味がないようにも思う。何より、食事はその人が育った家庭・教育環境、文化や社会、宗教などの影響を大きく受ける。食とは、誰もが容易にスタイルを変えられるものではなく、非常に保守的なものである。

一方で、知ることで少しずつ食生活が変わることはある。私は畜産動物をめぐる問題を取材するようになってから、無分別に動物性食品を食べたいとは思わなくなり、以前より野菜や果物、海藻、大豆商品、雑穀類などをバランスよく食べ、動物性食品を購入するときは特に生産方法を気に掛けるようになった。幸いなことに、日本には古来、大豆製品、山菜、海藻類など多様な植物性食材を使う食文化がある。

前述したように、日本の1人当たりの食事による温室効果ガス排出量は国際的に見て非常に低い。日本も国として地球温暖化への対応義務があるが、だからといって、無理をして動物性食品を断つ必要はない。自分が気持ち良い範囲で植物性食品を取り入れ、肉や乳卵製品を食べる際はなるべくアニマルウェルフェアを実践している物を購入する、魚介類についても、獲《と》り過ぎ、養殖の方法、生態系の保護などに関心を持つことが重要ではないだろうか。

これまで説明したように、畜産動物一つとっても問題は山積しているのだ。ヴィーガンでもヴィーガンでなくても、一人一人が地球上の生き物と環境を守るためにやれることはたくさんある。問題に関心を持ったり、行動したり、きちんと活動している団体を支援したり、現状を改善する真の原動力になるのは一人一人の声である。

おわりに

約2年間のヴィーガンの取材中、カレーやパスタ、ハンバーグなどの主菜から、総菜やチーズ、スイーツなど、さまざまなプラントベースフードを食べてきた。気になるヴィーガン飲食店があれば食べに行き、スーパーなどで新しい食材を見つけると試しに購入した。

特に楽しいのは、個人で経営している飲食店だった。それぞれ店のこだわりがあり、食材、盛り付け、味などに個性が光る。旅行先で訪ねた山梨の古民家カフェや、出張で訪れた札幌のレストランなど、各地に地元産の野菜の味を生かし、創意工夫にあふれる料理を出すシェフたちがいた。

東京には数多くの魅力的なヴィーガン店がある。中でも私の印象に強く残っているのが、古着屋、居酒屋などが立ち並ぶ東京・高円寺《こうえんじ》（杉並区）の路地裏にある「レクトサンドカフェ」。自然な雰囲気のかわいい店だ。「高野豆腐のタレカツ」「梅しそ蓮根春巻き」などの日替わりメニューがおいしい。主菜に数種類の野菜のおかずが付く。ご飯は玄米を小豆と塩と一緒に炊き、4日間保温して熟成させた酵素玄米。これにみそ汁やスープがセットだ。

経営する毛利美恵子さんはヴィーガンではなく、「牛乳・卵・蜂蜜アレルギーのお子さんも含め、だれもが食べられる料理を探したら、ヴィーガンにたどり着きました」と話す。スタッフも店では皆ヴィーガン食を作って楽しみ、自宅ではそれぞれの食事を家族と一緒に食べているという。

そう、ヴィーガンはユニバーサルである。食物アレルギー、思想信条、宗教上などの理由で動物性食品を食べない人らが誰でも一緒に楽しめるのが良いところなのだ。

私は自宅で、ヴィーガン料理をいろいろ作ってみた。

大豆ミートを使った「唐揚げ油淋鶏《ユーリンチー》」、チャプチェやマーボーナス、植物性マヨネーズを使ったコールスロー、ヒヨコ豆のインド風カレー、カボチャと大豆とトマトの和風スープなど、いろいろ作った。ショウガ、ニンニク、玉ネギ、みそ、スパイスなどで味付けを工夫したり、トマトで酸味を出したりするとおいしくなることが分かった。厚揚げも使い勝手が良く、スライスしてキャベツなどの野菜と一緒に炒め、みそで味付けすると、ボリュームも出てご飯とも合う。

自宅では、夫はヴィーガンではないし、「大豆ミートは好きじゃない」と言う。だから私も夫も肉と野菜の炒め物、煮物、スープなどさまざまな料理を作り、豆腐、厚揚げ、納豆などの大豆食品、ワカメなどの海藻類、そして果物もバランス良く食べている。

食材はなるべくアニマルウェルフェアの物を使うようにしている。卵は平飼いまたは放牧卵、鶏肉も一般より広めのスペースの農場で、抗生物質や合成抗菌剤を含まない飼料で育てられた物を購入している。豚肉は、第五章で紹介した放牧養豚のぶぅふぅうぅ農園（山梨県）からよく注文している。

牛乳は飲まず基本的に豆乳。乳製品は、植物性のバターやチーズ、ヨーグルトを食べてみたのだが、風味がいまいちだった。今後、海外の企業が開発中の精密発酵という技術で、牛乳と同じ成分を持つ乳製品が発売される日が来たら試してみたい。

現在、国連世界食糧計画（ＷＦＰ）によると、82カ国で3億４５００万人が深刻な食料不足に直面している。また、農林水産省は２０１９年に出した世界の畜産物の需要予測で、人口の増加により50年には約14億トンと10年に比べて8割増えると報告している。今も大変な食料危機にあるのに、今後はさらに深刻化すると予想され、不足するタンパク質を植物肉や培養肉などの代替肉で補う必要性が生じている。

培養肉については消費者が受け入れるのかという点が未知数ではあるものの、気候変動、食料危機などを背景に、世界全体での代替肉のシェアはますます増加していくだろう。

22年11月18日、ＣＮＮは米食品医薬品局（ＦＤＡ）が培養肉の安全性を初めて認可したと報じた。認められたのは「米アップサイド・フーズが培養したニワトリの細胞から製造している培養肉。農務省による検査を経て、製品の販売が可能になる」と伝えている。シンガポールに続き、アメリカでも培養肉が発売される日も近い。ヴィーガンやプラントベースへの関心もさらに高まり、おいしい食品もどんどん開発されると予想される。

一方で、畜産業がなくなることはない。そこで重要なのはやはりアニマルウェルフェアだ。本来の行動欲求を満たされて育ち、健康で免疫力もある動物の命を頂くことは、人間の健康にもつながる。

本書では採卵鶏と豚について実態報告をしたが、肉用鶏、乳牛、肉牛などの動物についても、密飼い、つなぎ飼い、麻酔なしの除角、輸送時の扱いなどまだまだ課題は多い。

私は、アニマルウェルフェアを日本で浸透させるには次のことが必要ではないかと思っている。つまり、消費者を含め国民全体のアニマルウェルフェアへの関心が高まり、現状が直視されること、国がきちんと農場を支援すること、行政が指導すること、現場で実践する生産者の努力、労力に見合う対価が支払われること——だ。

最後に、取材に協力していただいたすべての方々と、私を励ましてくれた家族と友人に感謝の気持ちを伝えたい。鋭い指摘で丁寧に指導してくださった編集者の堀由紀子さんにも大変お世話になった。堀さんは私と一緒にヴィーガン食材を楽しみ、動物たちが置かれた現状にも心を痛め理不尽なことに憤る、感受性豊かな方で、執筆作業は大変だったが充実した日々であった。

2022年12月

森映子

・農林水産省「脂質のとりすぎに注意」（https://www.maff.go.jp/j/syouan/seisaku/trans_fat/t_eikyou/fat_care.html）
・農林水産省「食生活指針について」（https://www.maff.go.jp/j/syokuiku/shishinn.html）
・National Library of Medicine「Position of the Academy of Nutrition and Dietetics: Vegetarian Diets」（https://pubmed.ncbi.nlm.nih.gov/27886704/）
・中村丁次監修『栄養の基本がわかる図解事典』（成美堂出版、2020年）
・田中明、蒲池桂子監修『あたらしい栄養事典』（日本文芸社、2016年）
・仲本桂子ほか著「日本人中高年菜食者の栄養状態の特徴」（日本ベジタリアン学会、ベジタリアン・リサーチ、Vol. 9　No. 1－2、2008年別刷）
・仲本桂子ほか著「日本人用ベジタリアンフードガイドを用いた栄養教育介入の効果」（日本栄養士会雑誌、第56巻第4号、2013年）
・厚生労働省　令和元年度食事摂取基準を活用した高齢者のフレイル予防事業「食べて元気にフレイル予防」（https://www.mhlw.go.jp/content/000620854.pdf）
・朝日新聞アピタル2019年10月7日「人と地球に健康な食べ方　日本人ならできるかも？」（https://www.asahi.com/articles/SDI201910043122.html）
・EAT「The EAT-Lancet Commission on Food, Planet, Health」（https://eatforum.org/eat-lancet-commission/）
・国立循環器病研究センター「脳卒中」（https://www.ncvc.go.jp/hospital/pub/knowledge/disease/stroke-2/）
・厚生労働省「健康日本21（栄養・食生活）」（https://www.mhlw.go.jp/www1/topics/kenko21_11/pdf/b1.pdf）

が国の協議会入り」（http://tamura-takaaki.com/parliament/11137/）
・時事ドットコム2022年5月26日「吉川元農水相に有罪判決」（https://www.jiji.com/jc/article?k=2022052600143&g=soc）
・鶏鳴新聞2022年7月15日「採卵鶏AWは見通し立たず」
・農水省・OIE連絡協議会本体資料（2022年6月30日）（https://www.maff.go.jp/j/syouan/kijun/wto-sps/oie/attach/pdf/oie7-103.pdf）
・朝日新聞デジタル2021年6月3日「鶏卵汚職『政策ゆがめられず』農水省第三者委が報告書」（https://www.asahi.com/articles/ASP6331PLP62UTIL06P.html）
・農林水産省「『養鶏・鶏卵行政に関する検証委員会報告書』及び『追加の倫理調査の結果について』の公表について」（https://www.maff.go.jp/j/press/kanbo/hisyo/210603.html）
・e-Govパブリック・コメント「畜種ごとの飼養管理等に関する技術的な指針（案）についての意見・情報の募集について」（https://public-comment.e-gov.go.jp/servlet/Public?CLASSNAME=PCMMSTDETAIL&id=550003488&Mode=0）
・アニマルライツセンター「採卵鶏の飼養管理に関する指針（案）への意見」（https://www.hopeforanimals.org/eggs/public-comment-202206-4/）
・European Food Safety Authority「Opinion of the Scientific Panel on Animal Health and Welfare（AHAW）on a request from the Commission related to the welfare aspects of various systems of keeping laying hens」（http://www.efsa.europa.eu/en/efsajournal/pub/197）
・THE HUMANE SOCIETY OF THE UNITED STATES「An HSUS Report : Welfare Issues with Selective Breeding of Egg-Laying Hens for Productivity」（https://www.humanesociety.org/sites/default/files/docs/hsus-report-breeding-egg-welfiss.pdf）

第七章　ヴィーガンは健康的なのか

・農林水産省「脂質やトランス脂肪酸が健康に与える影響」（https://www.maff.go.jp/j/syouan/seisaku/trans_fat/t_eikyou/）

第五章　産業として扱われる動物（２）――豚たち

・畜産技術協会「アニマルウェルフェアの考え方に対応した家畜の農場内における殺処分に関する指針（第２版）」（https://www.maff.go.jp/j/chikusan/sinko/attach/pdf/slaughter_guideline_2ndedition.pdf）
・農林水産省令和２年３月「家畜改良増殖目標」https://www.maff.go.jp/j/press/seisan/c_kikaku/attach/pdf/200331-2.pdf
・OIE「ANIMALWELFARE AND PIG PRODUCTION SYSTEM」（https://www.woah.org/fileadmin/Home/eng/Health_standards/tahc/current/chapitre_aw_pigs.pdf）
・ニッポンハムグループ「統合報告書2021」（https://www.nipponham.co.jp/ir/library/annual/pdf/2021_annual/annual2021all_j_s.pdf）
・アニマルライツセンター「Good news!　日本ハムが妊娠ストールフリーを表明！」（https://www.hopeforanimals.org/broiler/good-news-nippon-ham-stall-free/）
・環境省「動物の殺処分方法に関する指針」（https://www.env.go.jp/content/900479596.pdf）
・環境省「動物虐待等に関する対応ガイドライン」（https://www.env.go.jp/nature/dobutsu/aigo/2_data/pamph/r0403a/full.pdf）
・外務省「国際獣疫事務局（OIE）とは」（https://www.mofa.go.jp/mofaj/gaiko/page22_000807.html）
・World Organisation for Animal Health「One Health Joint Plan of Action launched to address health threats to humans, animals, plants and environment」（https://www.woah.org/en/home/）

第六章　鶏卵汚職事件――日本がアニマルウェルフェアに後ろ向きな理由

・現代ビジネス2020年12月18日「元農水相に『500万円提供疑惑』の衝撃」（https://gendai.media/articles/-/78313）
・農水省・OIE連絡協議会本体資料（2020年12月18日）（https://www.maff.go.jp/j/syouan/kijun/wto-sps/oie/attach/pdf/oie7-168.pdf）
・衆議院議員田村貴昭ホームページ【論戦ハイライト】「贈賄側幹部

・読売新聞オンライン2020年11月４日「通告から１年、米国が『パリ協定』から離脱…手続き終了」（https://www.yomiuri.co.jp/world/20201104-OYT1T50201/）

第四章　産業として扱われる動物（１）——卵を産む鶏たち

・黒富士農場（http://www.kurofuji.com/info/summary/）
・地域食材.miru「地域食材生産者インタビュー／農業生産法人黒富士農場　向山一輝さん」（https://www.shokuzai-miru.net/feature/detail/67/）
・枝廣淳子著『アニマルウェルフェアとは何か——倫理的消費と食の安全』（岩波ブックレット、2018年）
・鶏鳴新聞2022年７月５日「全農、トン約１万1400円値上げ」
・朝日新聞デジタル2021年１月17日「『物価の優等生』は序列最下位　鶏卵業界、不満の果てに」（https://www.asahi.com/articles/ASP1K5F3CP1JUTIL01G.html）
・読売新聞オンライン2022年６月23日「卵、もやし、バナナ…『物価の優等生』に値上げの波 ウクライナ侵攻や円安直撃」
・扇元敬司ほか編集『最新　畜産ハンドブック』（講談社、2014年）
・岡本新著『ニワトリの動物学』（東京大学出版会、2001年）
・田先威和夫監修『新編　畜産大事典』（養賢堂、1996年）
・鶏鳴新聞2021年８月25日「鶏卵消費量2020年各国データ」
・鶏鳴新聞2021年９月15日「採卵鶏飼養システム2020年各国データ」
・畜産技術協会「アニマルウェルフェアの考え方に対応した採卵鶏の飼養管理指針（第５版）」（https://www.maff.go.jp/j/chikusan/sinko/attach/pdf/animal_welfare-46.pdf）
・Tyson Foods, Inc.「Sow Housing」（https://www.tysonfoods.com/news/viewpoints/sow-housing）
・One Green Planet「Italy to Ban Culling of Male Chicks by 2026」（https://www.onegreenplanet.org/animalsandnature/italy-to-ban-culling-of-male-chicks-by-2026/）
・農水省・鶏卵生産者経営安定対策事業検討会第１回配布資料（https://www.maff.go.jp/j/chikusan/shokuniku/lin/attach/pdf/keiran_kentoukai-1.pdf）

・ビジネスインサイダージャパン「無印良品『コオロギせんべい』爆売れで生産能力6倍増へ」（https://www.businessinsider.jp/post-251178）
・日経クロステック「阪大と島津ら、3Dバイオプリントで培養肉の生産　万博で披露へ」（https://xtech.nikkei.com/atcl/nxt/news/18/12533/）
・日経ビジネス「肉のフードテック最新プレーヤーマップ公開　新市場を獲るのは？」（https://business.nikkei.com/atcl/gen/19/00163/042700070/）
・東京大学大学院情報理工学系研究科知能機械情報学専攻 竹内・森本研究室「培養肉・培養ステーキ肉の実現」（http://www.hybrid.t.u-tokyo.ac.jp/culturedmeat/）
・Animal Welfare（https://www.woah.org/en/what-we-do/animal-health-and-welfare/animal-welfare/）
・日本動物福祉協会「動物福祉について」（https://www.jaws.or.jp/welfare01/）

第二章　ヴィーガン食の開発で世界を狙え

・井出留美著『捨てられる食べものたち　食品ロス問題がわかる本』（旬報社、2020年）
・農林水産省「知ってる?日本の食料事情　その4：お肉の自給率」（https://www.maff.go.jp/j/zyukyu/zikyu_ritu/ohanasi01/01-04.html）
・FAO「Key facts and findings」（https://www.fao.org/news/story/en/item/197623/icode/）
・JST「Science Window」2019年秋号（https://www.jstage.jst.go.jp/article/sciencewindow/13/3/13_20191303/_pdf/-char/en）

第三章　なぜヴィーガンになったのか

・Meat Free Monday「About」（https://meatfreemondays.com/about/）
・日本経済新聞2021年4月23日「パリ協定とは　環境対策の枠組み、米が復帰」

参考文献

第一章　ヴィーガンとは？

・FOOD&LIVING Vegan「Vegan celebrities 2022: 55 stars share why they went vegan」（https://www.veganfoodandliving.com/features/vegan-celebrities/）
・伊勢田哲治著「動物の権利はなぜ説得力を持つのか」（https://www.jstage.jst.go.jp/article/rinrigakukenkyu/41/0/41_3/_pdf）
・田上孝一著『はじめての動物倫理学』（集英社新書、2021年）
・浅野幸治著『ベジタリアン哲学者の動物倫理入門』（ナカニシヤ出版、2021年）
・ゲイリー・L・フランシオン著、井上太一訳『動物の権利入門　わが子を救うか、犬を救うか』（緑風出版）
・BBC Radio 4 Radio 4 in Four「Seven reasons why people are going vegan」（https://www.bbc.co.uk/programmes/articles/5PBX369GxWfBHFHFRrkCvCl/seven-reasons-why-people-are-going-vegan）
・垣本充、大谷ゆみこ著『完全菜食があなたと地球を救う　ヴィーガン』（KKロングセラーズ、2020年）
・ブイクック編集『世界一簡単なヴィーガンレシピ』（神戸新聞総合出版センター、2020年）
・National Geographic Society「Jainism」（https://education.nationalgeographic.org/resource/jainism）
・YouGov「Is the future of food flexitarian?」（https://yougov.co.uk/topics/society/articles-reports/2019/03/18/future-food-flexitarian）
・ビジネスインサイダージャパン「ハイテク工場で昆虫からタンパク質を生産」（https://www.businessinsider.jp/post-249047）
・東京新聞2020年11月13日「昆虫食、世界が注目」
・産学官連携ジャーナル「コオロギパウダーで違和感なく摂取する良質なタンパク質」（https://www.jst.go.jp/tt/journal/journal_contents/2021/04/2104-02_article.html）

森　映子（もり・えいこ）
1966年、京都市生まれ。時事通信社記者。上智大学卒業後、91年時事通信社入社。社会部、名古屋支社などを経て、98年より文化特信部。2021年からデスク、編集委員。エシカル消費、動物福祉などをメインに取材している。著書に『犬が殺される 動物実験の闇を探る』（同時代社）。

ヴィーガン探訪《たんぼう》

肉《にく》も魚《さかな》もハチミツも食《た》べない生《い》き方《かた》

森《もり》　映子《えいこ》

2023年 1月 10日　初版発行

発行者　山下直久
発　行　株式会社KADOKAWA
〒102-8177　東京都千代田区富士見2-13-3
電話　0570-002-301（ナビダイヤル）
装 丁 者　緒方修一（ラーフイン・ワークショップ）
ロゴデザイン　good design company
オビデザイン　Zapp!　白金正之
印 刷 所　株式会社暁印刷
製 本 所　本間製本株式会社

角川新書

ISBN978-4-04-082417-8 C0236